增修版

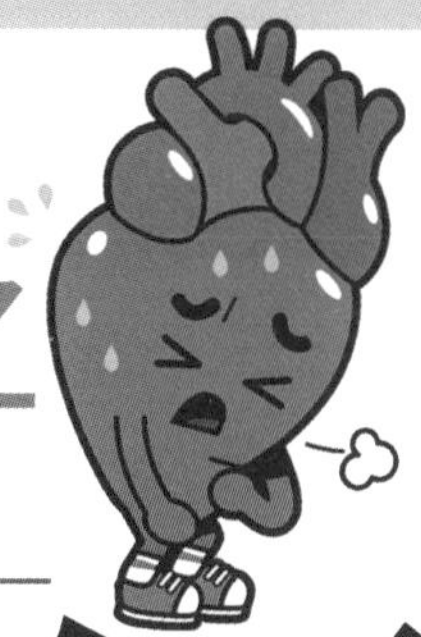

用中醫調好自律神經

40招鍛鍊**強心臟**
就能遠離疾病、吃飽又睡好！

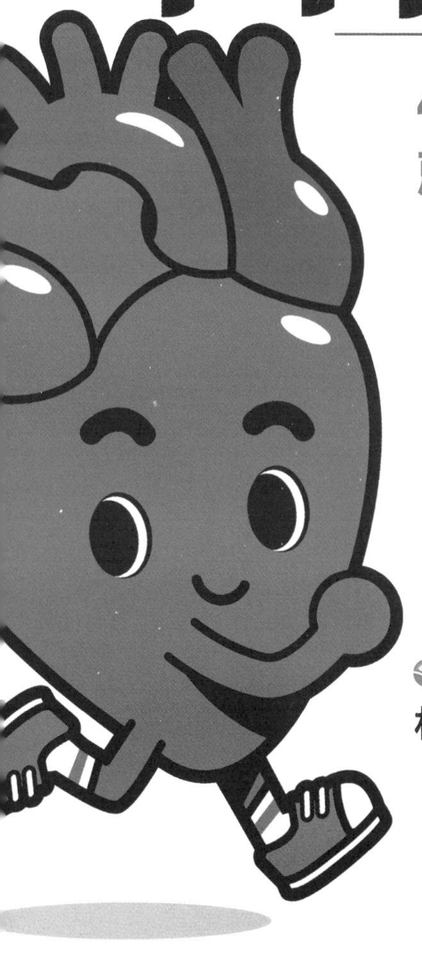

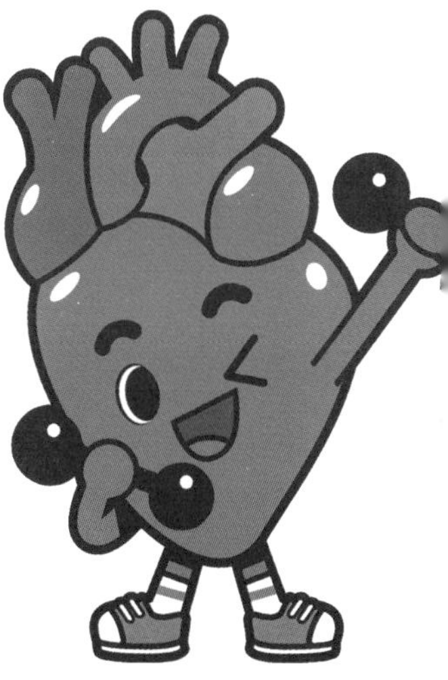

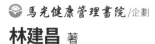

馬光健康管理書院/企劃

林建昌 著

馬光健康管理書院出版系列著作序

高宗桂 教授——馬光健康管理書院院長

在二十一世紀我們經歷商業時代進步到e世代，又匆匆來到AI世代，醫療相關產業更應該走在時代的前端，成為新世代的健康守護者。台灣馬光中醫醫療網做為幸福企業，本著照顧好患者、員工快樂上班、注重專業技能、處事誠實正直等四大宗旨，期望成為台灣最傑出的醫療體系。

目前持續有計畫的訓練員工培養服務熱誠，吸取醫療專業資訊以外，我們在二〇一三年十月十日成立馬光健康管理書院，結合醫療網內對醫療管理教育充滿熱情的專業夥伴，大家拿起筆記型電腦編寫專業著作，寄望能夠幫助這個人性管理的健康事業，提升內部員工專業品質，更進一步想拋磚引玉，吸引更多優良企業來結盟奮鬥。

處在目前知識經濟的時代，影響企業的關鍵不再是勞力或資本，而是掌握與活用專業知識。醫療行業更需要知識型的員工，具有當責與仁愛的精神，不僅能夠運用所研讀的醫療常識撫慰病患脆弱的心靈，更能夠激勵員工，使工作夥伴個個成為術德兼備的醫療人才。過去五年，我們已經陸續出版中醫傷科、中醫內科與中醫婦科等普及版醫療相關書籍，未來三年內我們將出版馬光優秀青年醫師編寫的中藥藥膳保健、中醫保健技巧等中醫通俗著作，以白話但簡潔的敘述，使社會朋友很快能認同中醫學，進而能應用飲食與保健技術來利己利人，相信對民眾有一定的貢獻。

現在我們繼續出版科技普及著作，在整個叢書的建設過程中，堅持聘請中醫學、中藥學、管理學三個專業德高望重的專家組成編審委員單位，同時敦請出版中醫藥書籍較有經驗的編審人員來幫忙修正題材和內容，也聘請文學底子較深厚又懂中醫寫作的專家來校訂稿件。我們的叢書具有幾個特色：一、體現中醫藥學科的人文特色；二、匯集中醫臨床較有經驗的青年醫師編寫；三、堅持活用與實用的內容；四、盡量用白話的內容來闡述中醫的臨床意義。我們除了展現企業文化特點之外，更希望民眾訂閱本書院出版的系列叢書，進而了解中醫藥，愛好中醫藥，使用中醫藥，讓讀者享受中醫藥帶來的健康幸福！

【推薦序】

四十招調好二十一世紀文明病——自律神經失調

施純全／義守大學學士後中醫學系教授

現代人身處於忙碌的工商社會，面對社會的多元化，人際關係更趨複雜。由於工作壓力大，文明疾病問題逐漸浮現，成為精神疾病潛在因子。世界衛生組織公布二十一世紀人類健康三大危害疾病為：憂鬱症、愛滋病與癌症，無庸置疑「二十一世紀為精神醫學的世紀」。

根據國內主計處最新公布的國民生活指標調查，我國國人健康指標已連續多年出現衰退，而影響國人健康指標惡化主要原因為：民眾精神疾病就診人次增加。依二〇〇四年的統計，國人每一千人中，就有二百七十六人次求助於精神疾病的相關醫治。

自律神經失調的許多症狀與醫學上的精神官能症很類似，因此經常被一起討論。精神官能症是常見的精神疾病，也是輕型精神疾病的代表。國外的研究報告顯示，精神官能症的終生盛行率約在二十至五十％之間，國內的研究則是約占十五％，最近幾年有逐漸增加的趨勢。

就精神醫學的觀點而言，精神官能症並不是單一的疾病診斷，而是涵蓋了以焦慮、緊張、情緒煩躁、鬱悶、頭痛、失眠、心悸等臨床症狀表現的許多不同種類精神疾病之統稱。中醫古代典籍並無自律神經失調一詞，但是從現代醫學的內涵來看，本病散見於中醫學各種疾病的記載中，例如：肝鬱、臟躁、梅核氣、百合病、奔豚等疾病，是中醫門診中非常常見的疾病。

根據研究統計顯示台灣約有九十萬以上人口或多或少都有自律神經失調症狀，而真正知道要求醫並獲得確診的人，卻僅有一成左右，可見仍有非常多人飽受疾病困擾，卻求助無門。長久以來，中醫與西醫同是台灣民眾醫療保健的主要方式，約有六十六％的民眾經常性使用中藥材，每年約有三十％的投保對象，至少一次以全民健保身分就診中醫，因此可以推估最少有超過三成以上自律神經失調病患求助中醫門診。

林建昌醫師畢業於中國醫藥大學中醫學系，具有中醫師與西醫師雙執照，擅長從中醫、西醫及民眾健康自我照護角度整合出發，這本《用中醫調好自律神經》必能為醫師與病患間搭起一座良善的橋樑，並幫助民眾促進健康照護，因此特為文推薦。

【推薦人簡介】

施純全　醫師

學經歷

義守大學學士後中醫學系　教授

義守大學學士後中醫學系　助理教授

中醫師公會全國聯合會　特別顧問

前台北市中醫師公會　理事長

前中醫師公會全國聯合會　秘書長、執行長

前台北市立和平醫院中醫部　特約主治醫師

前台北市立仁愛醫院中醫部　特約主治醫師

前省立基隆醫院中醫部　特約主治醫師

中國醫藥大學中國醫藥研究所醫學　博士

中國醫藥大學環境醫學研究所公共衛生　碩士

中國醫藥大學學士後中醫學系醫　學士

【推薦序】

心臟強，就能遠離疾病

黃升騰／中國醫藥大學附設醫院中醫部部主任

馬光健康管理書院近日出版，有關於自律神經失調的醫療叢書——《用中醫調好自律神經：四十招鍛鍊強心臟，就能遠離疾病、吃飽又睡好》。此書係由林建昌醫師主筆。林醫師畢業於中國醫藥大學中醫學系，具有中西醫師雙執照。曾任職於高雄長庚醫院婦產部，目前擔任馬光中醫醫療網東霖分院院長。基於對中醫的熱誠與愛好，投入中醫醫療服務，林醫師學識兼優，貫通中西，他兼具現代醫學與傳統中醫的知識，對於現代文明病——自律神經失調，匯通中西醫的治療方式，提出他嶄新的看法。

「自律神經失調」是一個很普遍的名詞，什麼是自律神經失調？簡單的說，即是過度焦慮緊張，導致各種生理不適的症狀，包括了失眠、焦慮、恐懼、憂鬱、強迫症、創傷症候群等，屬於症狀輕微的精神性疾病。根據歐美研究，大約每一百人中就有三十人曾經歷過自律神經失調的痛苦。國內的研究則是占十五%，最近兩、三年這類情況有增加的趨勢，現在國內自律神經失調患者的比例，可能與歐美相當。先天性格與環境壓力，是導致自律神經失調的主因。適當的壓力可以激發潛能，但長期處於高壓力緊張的環境下，則會造成自律神經失衡。本書從自律神經為何談起，它又如何影響我們身體的健康？當自律神經失調時，會有那些症狀？另外更從生活作息、飲食、運動以及按摩四大面向談自律神經失調的預防。

林醫師所著有關自律神經失調一書，融合中西醫的觀點，深入淺出，娓娓道來，使人對此現代文明病有更深的認識，並能運用於處理現代工商社會繁忙的壓力，抒發情緒，改善生活品質，增進身體健康。今很榮幸能替林醫師作序，並推薦本書給廣大的社會大眾，以嚮讀者。

【推薦人簡介】

黃升騰　醫師

學經歷

中國醫藥大學附設醫院　中醫部部主任
高雄長庚醫院　中醫部 部主任
長庚大學中醫系　專任部定教授
高雄縣中醫師公會　理事長
台灣膏方醫學會　理事長

私立中國醫藥學院中醫系　學士
陽明大學傳統醫學研究所　碩士
長庚大學臨床醫學研究所　博士
耶魯大學藥理學院　博士後研究員
中華民國中、西醫師
中華民國內科專科醫師
中華民國中西整合醫學專科醫師
中華民國公職醫師高考及格

推薦序

從中醫陰陽調好自律神經

黃新發／新發中醫診所院長

林建昌醫師，聰穎好學，為中醫系博通中西的高材生，學成後選擇執業中醫，現於馬光中醫醫療網東霖分院任院長職。數年前有緣於本診所跟診時認識，其間曾將其臨床實務經驗心得交流，說以真武湯合麻黃附子細辛湯加味可治皮膚病、濕疹；真武湯合吳茱萸湯加味可治睡眠障礙及更年期障礙；烏梅丸合吳茱萸湯加味可治胃食道逆流等等。隨後幾經臨床驗證，療效確實很顯著，方知其學識淵博，深藏不露，台灣俗諺說「烏矸仔底豆油—看麥出！」，叫人既驚嘆又敬畏。當時心想，若無博覽群書，融通古今，怎能有此思維邏輯。當我好奇詢問之，何以有如此高明見解？他為了不傷我的自尊心，竟然低調的回答說：「無無無啦！那是我黑白矇矇到的啦！」瞧！人家輕易就可以矇得到；而我四十年的臨床卻沒找著，真是汗顏。直至今日，這些方子於臨床使用仍然很有用。

有幸！林醫師要出書了，讀其原稿，發現內容融合中西醫理論於一堂，讓人對自律神經失調的生理、病理、病因、治療、預防等均有更深入的暸解。而與精神科疾患，如精神官能、憂鬱、焦慮恐慌等疾病的鑑別診斷也有更精準的認識，誠如書中所提「自律神經失調與精神官能症的情緒症狀非常相似，所以很容易混淆，不過自律神經失調多半生理症狀比較明顯，而精神官能症則是心理症狀明顯，……等」，不論從西醫的角度或中醫的角度均有精闢的見解及闡釋，讀後讓我有茅塞頓開，豁然開朗的感慨！

以往都以為辨治自律神經失調，從中醫的陰陽失調證論治即可。中醫的陰陽失調的成因，生理方面不外是陰陽的實質氣、血、精、液、津的損傷；心理方面大多由喜、怒、憂、思、悲、恐、驚等情志過極引起。但是，本書中定調「心陽虛——心臟衰弱」是形成自律神經失調的主要原因，這個創見確實讓人耳目一新。

「養生之道，莫過於寢食」。規律的生活作息及均衡的飲食習慣，是健康的根本，偏離正確的生活習慣，就是失去健康的開始。自律神經失調的病人如能遵循書中的衛教，定能很快恢復健康。

傑出的人才不多，願將其臨床實務經驗分享的人更少，在忙於診務之外，願為中醫事業奉獻心力者更難得，常常自忖，中醫界若能多一些像林醫師這樣的人才，中醫何愁不興旺。

好書即將出版，為了我界的發展，為了民眾的健康，歡欣之餘，雖自知文才不雅，辭不達意，仍然暢所欲言，以表敬佩，並鄭重推薦此書給予同道及社會大眾。

【推薦人簡介】

黃新發 醫師

新發中醫診所 院長

高雄知名中醫師，行醫四十餘年，著有《辨證步驟臨床實踐》

【推薦序】

擺脫失眠先搞定自律神經失調

黃福祥／屏東縣中醫師公會榮譽理事長・馬光中醫醫療網執行長

隨著時代的進步，社會的競爭，生活壓力增加，自律神經失調的人口也有明顯攀升的趨勢，且罹病族群也越來越年輕化。大多數的自律神經失調與情緒或壓力有關，容易出現失眠、倦怠乏力、記憶力減退、注意力不集中，甚至免疫力下降等全身性健康問題。由於自律神經失調影響的範圍非常廣泛，許多患者到處求醫，不同的醫院科別都看過，不但耗費了大量時間、精神與金錢，但是卻不見得能夠找到病因，也很難以根治。

林建昌醫師，擁有中西醫師執照，在馬光中醫集團已服務多年，目前擔任東霖分院院長，其醫術、品德皆獲患者與家屬的好評，對於臨床實務有許多獨到見解，這次針對國人常見疾病——「自律神經失調」，編寫成書，實為廣大患者的福音。尤其林醫師擅長整合中西醫理論與治療方式，對於治療因為自律神經失調造成的失眠尤有卓效。

這本《用中醫調好自律神經》的內容深入淺出，更提供多項居家自我照顧的方法，讓讀者從日常生活作息、飲食、運動中就能改善自律神經失調，我樂意為其推薦，希望本書能夠造福更多需要幫助的族群，使其獲得健康改善。

【推薦人簡介】

黃福祥　醫師

學經歷

中國醫藥學院　學士後中醫系

國立中山大學　高階企管碩士

屏東縣中醫師公會　榮譽理事長

馬光中醫醫療網　執行長

屏東縣中醫師公會　理事長

台灣馬光中醫　院長

KY馬光　董事長

自序

「心臟」是自律神經穩定的關鍵

自律神經是身體管控各項生理機能的重要樞紐，從頭頂到腳趾，沒有一處不是自律神經在調控的。而在中醫裡與自律神經相對應的臟腑就是「心」。人的「心」越有力，自律神經自然越平穩，越不容易受外界環境干擾。所以為什麼有的人泰山崩於前而色不改，有的人卻杯弓蛇影、草木皆兵，關鍵就在「心」有沒有力量。

在每天的門診裡，因為自律神經失調引起的腸胃不適、便秘、失眠、全身痠痛的患者，至少占了一半以上。這些人往往花費了許多的金錢時間去找尋自己生病的原因，但是卻一無所獲。因為自律神經失調就是這樣千變萬化，讓人難以捉摸，即使是透過專業的儀器檢查，也不一定有答案。

可是這些和自律神經有關的失眠、大腸激躁症等問題，在中醫來看，病因很簡單，就是「心臟無力」。而中醫所謂的「心臟無力」是透過中醫「望、聞、問、切」四診合參而得到的，縱使透過專門的心臟超音波或心電圖，得到的答案恐怕也是「檢查一切正常」。

中醫的「心」涵蓋的生理功能，不止包括心臟跳動，連同血脈的運行、血球的生成、人體的精神意識都包含在內。因為了解病因，所以自律神經失調以中醫理論，是一個很好調理的問題。只要找出破壞「心」力量的因素，並將它們移除，自律神經自然能恢復應有的機能及平衡。

在這本書裡，我將一一解釋「心」如何管控身體機能，而「心臟無力」時，身體機能又會如何失控，甚至可以了解到一個平凡無奇的感冒（風寒）對身體健康居然有這麼大的殺傷力。透過這本書，您將會認識到不一樣的自律神經失調，甚至許多現今醫學被判為無法根治的疾病，如紅斑性狼瘡、慢性腎衰竭、帕金森氏症等，也都可以透過調整「心」的力量來治療，要治癒這些疑難病並非天方夜譚。

中醫調養疾病注重全面性，除了必要的藥物治療，更要從日常生活的大小細節著手，從飲食、運動、作息等方面做調整，尤其是不可忽略睡眠及身體的保暖。臨床上已經有很多成功治癒的自律神經失調患者，只是每天正常吃五穀米飯或是提早睡覺，就能恢復「心」的力量，當然，那些擾人的便秘、心悸、胸悶、頭痛、疲倦等問題，也自然不藥而癒，成功擺脫自律神經失調。

希望藉由這本書，讓讀者認識到不同於現代醫學的處置方式，從中醫的陰陽調和理論，建立正確的健康觀念，遵循一些簡單易行的方法，不斷持續的實踐，以達到真正的「身心靈平衡」。

目次

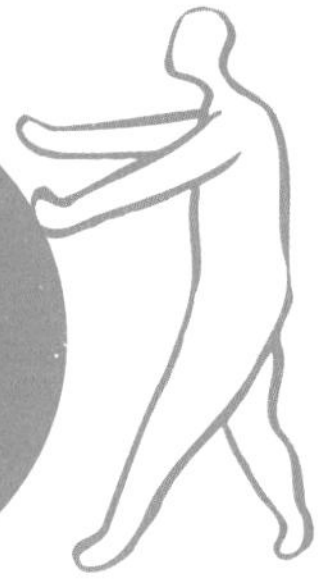

PART 1

原來是我的神經蹺蹺板壞了

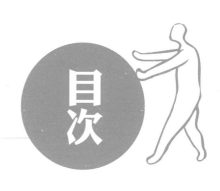

PART 2

一切都是心臟惹的禍

PART 3

預防自律神經失調有妙招

第1章

原來是我的神經蹺蹺板壞了

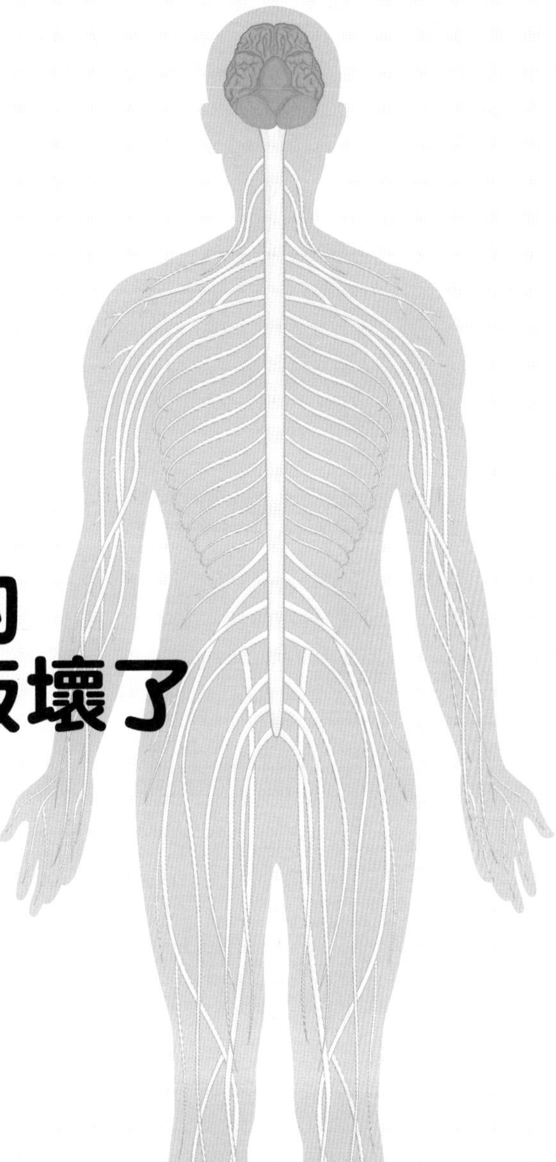

「自律神經失調」過去一直被稱為「神經衰弱」，它並不能算是一種疾病，但也不是單一症狀，主要是用來形容一群綜合症狀，而這些症狀難以用生理的原因去解釋。

自律神經失調是非常典型的「生活習慣病」（即「文明病」），多半是由於生活習慣、壓力等因素造成，是現代「亞健康」族群非常容易發生的健康問題。現在人之中有七十五％以上屬於「亞健康」狀態，其中絕大多數都有自律神經失調的問題，可能你我周遭，甚至本身就存在這樣的問題卻不自知。根據研究統計顯示，**台灣約有九十萬以上人口或多或少都有自律神經失調症狀，而真正知道要求醫並獲得確診的人，卻僅有一成左右**，可見仍有非常多人飽受疾病困擾，卻求助無門。

在門診經常可以遇到患者已經在各大小醫院、不同科別就診過，但是症狀仍然沒有好轉，身體依然渾身不舒服，最後連心理都產生症狀，尤其是那些症狀反覆遷延的人，大多最後都伴有一些焦慮、抑鬱、不安，甚至神經質的心理症狀。當然也有很多人是因為高壓生活，先產生心理症狀，沒有妥善處理，最後導致身體也出現不適症狀。

罹患自律神經失調的患者之中不乏高知識分子，他們來求診之前會到處收集資訊，到門診時也會詢問一大堆相關問題，很多人最後會到中醫，多半是想試試不同的療法，看看西醫治不好，中醫是否有辦法？

「自律神經失調」完全是一個根源於生活型態的症候群，只要能找到致病源頭，就能快速遏止症狀向下惡化，或症狀反覆遷延不止，自律神經失調並非不治之症，只要找對求治方向與對策，就能搞定失衡的自律神經。

【檢測】我有自律神經失調嗎？

不妨自我檢視一下，看看自己是否有「自律神經失調」。這一個月以來是否出現以下現象？如果符合項目超過十項，代表須要注意是否有自律神經失調的問題，項目越多罹患自律神經失調可能性越高。

□ 1. 經常耳鳴。
□ 2. 常覺得胸腔或心臟附近會出現絞緊感或壓迫感。
□ 3. 常有心悸（心跳加快）的感覺。
□ 4. 常覺得呼吸困難。
□ 5. 容易氣喘，即使坐著，也偶爾會有氣喘的情況出現。
□ 6. 在氣溫炎熱的夏天，也會出現手腳冰冷的現象。
□ 7. 身體會突然一陣冷、一陣熱。
□ 8. 手腳趾間有變紫的情況。
□ 9. 經常感到食慾不振或消化不良。
□ 10. 經常有反胃或嘔吐現象。
□ 11. 進食或者空腹時，胃會痛。
□ 12. 經常拉肚子或便秘。
□ 13. 肩膀或頸部痠痛。

□ 14. 手或腳痠痛。

□ 15. 身體某個部位有麻痺或疼痛感。

□ 16. 皮膚非常敏感，經常出現蕁麻疹。

□ 17. 臉部有嚴重的潮紅情況。

□ 18. 身體會突然發熱出汗。

□ 19. 即便在溫度不高的冬天，也會流很多汗。

□ 20. 常有嚴重的頭痛或頭重，而影響情緒。

□ 21. 常出現嚴重的目眩。

□ 22. 曾經有快要暈倒的感覺。

□ 23. 有兩次以上暈倒的經驗。

□ 24. 手腳會出現發抖的情況。

□ 25. 經常覺得疲憊不堪。

□ 26. 夏天時，很容易覺得倦怠。

□ 27. 經過一整夜睡眠，早上起床後依然覺得累。

□ 28. 氣候一轉變，身體就感覺不舒服。

□ 29. 醫生說你屬於敏感體質。

□ 30. 容易暈車、暈船、暈機等。

「自律神經」是什麼？

過去經常在門診遇到患者會問，「醫生，我是不是神經衰弱？」尤其是一些年紀較長的女性失眠患者，她們總以為出現失眠、心悸、頭痛、頭暈等症狀，就是神經衰弱。確實，在醫學界也有很多醫療人員，一直用「神經衰弱」這樣的名詞去解釋患者許多無法確診的不適症狀。

近年來，「自律神經失調」已逐漸取代「神經衰弱」這樣的說法，主要是因為大家的醫療水準提升，這一類患者的致病因素越來越明確，相關學術研究越來越多，醫學界對於這類疾患已有共同默契。

門診經常遇到自律神經失調的病人詢問，「醫生，你說的自律神經是什麼？」「神經失調？可是我沒有神經痛啊？」

確實，一談到「神經」，大多數人的感覺就是很嚴重、會痛、會麻痺等等，事實上自律神經失調所談的問題並不局限於神經系統，後面我們會陸續為大家剖析，揭開自律神經失調的神祕面紗。

奇妙的神經系統

在了解為什麼自律神經會失調之前，我們一定要先認識人體的神經系統。神經系統可說是我們身體最為複雜又神奇的系統，我們可以聞到花香、聽到鳥叫、看到彩虹、感覺冷熱，都是神經系統作用的結果。

神經系統可以分為中樞神經系統（Central Nervous System, CNS）**和周邊神經系統**（Peripheral Nervous System, PNS）**兩大類**。中樞神經系統是非常重要的

神經系統，由腦及延伸至腰部的脊髓組成；周邊神經（即「末梢神經」）由自律神經及負責感覺、運動的軀體神經所組成。

神經系統就像一張錯綜複雜的網絡，彼此之間靠著神經纖維來連結。透過這些連結，我們才能因應外界的環境變化，而產生適當的身體反應，甚至是產生意識、思維、記憶、情緒變化。

身體穩定系統——自律神經系統

自律神經在身體的角色非常重要，占了全體神經活動的九十％，其餘十％才是感覺神經和運動神經。自律神經和軀體神經共同組成周邊神經系統，這二大神經系統互相協調合作，使得身體的生理機能能夠正常運作。

自律神經系統又稱為「自主神經系統」，從字面上看就知道，它是不受大腦控制的，是會自動產生作用的神經系統。自律神經一般不受意志控制，當身體接受到外來刺激，或者來自於身體內部的情報時，自律神經自己就會做出反

【圖1】人體神經系統

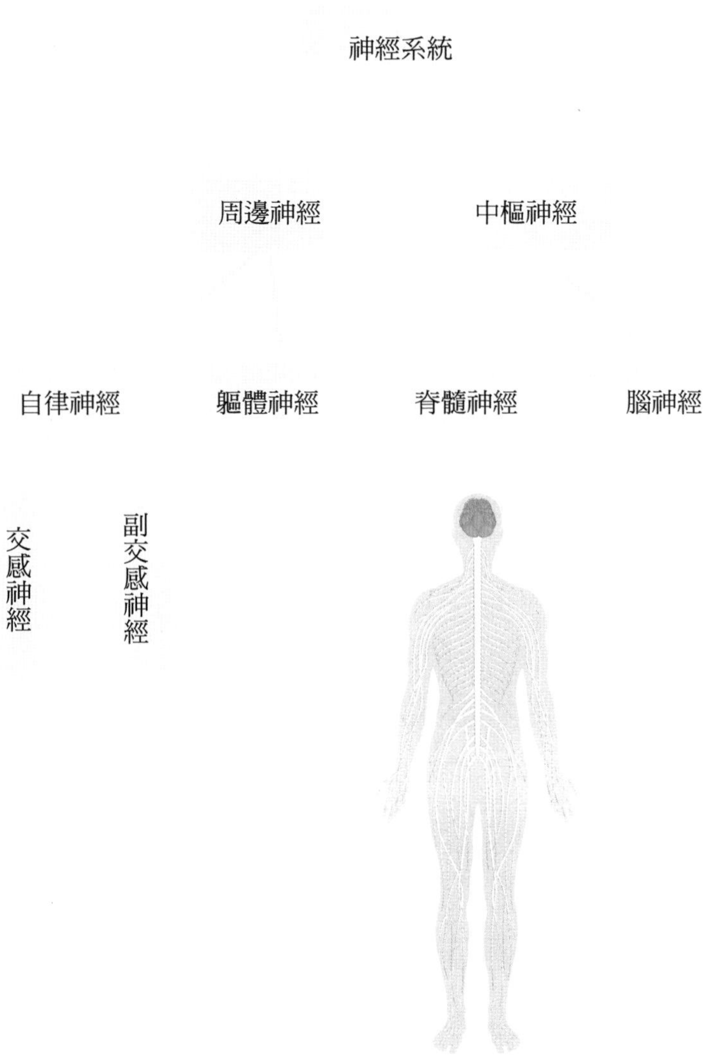
神經系統
周邊神經
中樞神經
自律神經
軀體神經
脊髓神經
腦神經
交感神經
副交感神經

應。舉例來說，我們每餐進食後，腸胃道會自動進行消化與吸收，不須要大腦另外下指令；又如，我們的心臟會跳動，也是不須要大腦下令，就會自動自發的工作著；當我們衣服穿得不夠多，忽然進入冷氣房時，會不由自主打寒顫、起雞皮疙瘩，這種「不由自主」正是自律神經系統的作用表現。

自律神經系統和內分泌系統是維持體內恆定最重要的二大系統，它們彼此之間互相協調、互相制衡。除此之外，自律神經系統與體內血液循環、代謝、呼吸、消化、免疫、排泄等系統也有關，透過調控身體的內臟器官（如心臟、胃、腸道）的平滑肌運動來維持體內恆定。

神經系統裡的「急驚風」與「慢郎中」

我們經常形容個性完全極端相反的人為「急驚風」與「慢郎中」，而我們身體裡正好也有這二種個性表現的系統，那就是自律神經的二大組成，交感神經系統（Sympathetic Nervous System）以及副交感神經系統（Parasympathetic Nervous System）。

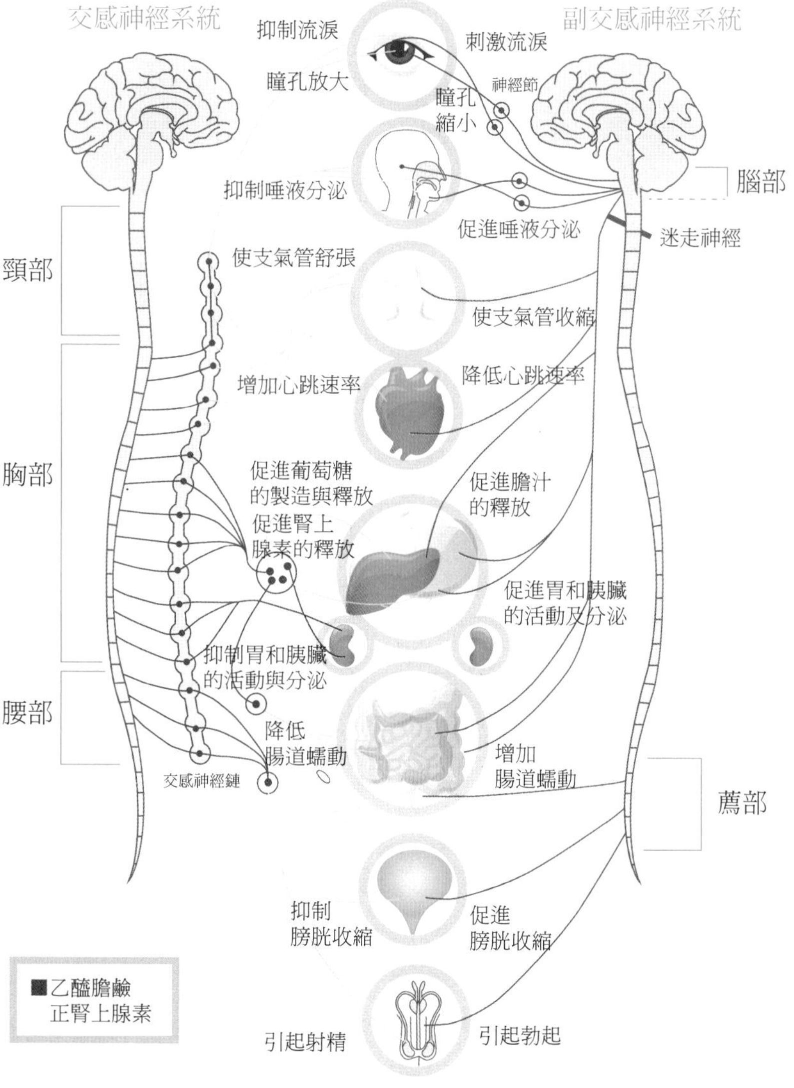

【圖2】自律神經系統（交感神經系統與副交感神經系統）

負責踩油門的急驚風——交感神經系統

在發生緊急事件時，比方走在暗巷裡，忽然幾隻野狗圍上前，這時候你的身體會發出「緊急事件」的訊號，交感神經系統就會開始活絡，使得血壓上升、心跳加速、消化作用變慢，讓你做好「戰鬥」或「逃跑」的準備。

交感神經系統源於脊髓，第一個神經元（節前神經元）的細胞本體位於腰椎，以胸部與腰部為中心，分布於如心臟、肺、食道、胃、腸、肝臟、腎臟、膀胱、生殖器等身體器官。

交感神經系統的神經節突觸係以乙醯膽鹼（Acetylcholine）做為神經傳導物質，投射至目標器官上的節後神經元突觸則是以腎上腺素（Norepinephrine）做為神經傳導物質。（參見圖2）

負責踩煞車的慢郎中——副交感神經系統

副交感神經與交感神經的作用正好相反，它們彼此互相拮抗、制衡。**交感**

神經個性著急，負責催油門，衝鋒陷陣；副交感神經個性溫吞，是個喜歡放鬆、喜歡舒適的慢郎中，專門負責踩煞車，好讓身體獲得充分的休息。通常在交感神經作用之後，副交感神經才會開始作用，讓血壓下降、心跳減速、呼吸變緩慢。副交感神經也會啟動消化作用，提醒身體要獲取能量來源，這就是為什麼人們在經過緊張焦慮之後，一旦放鬆下來就會想大吃大喝的原因。

副交感神經系統的細胞本體位於薦椎和延腦中，分布於如心臟、肺、食道、胃、腸、肝臟、腎臟、膀胱、生殖器等身體器官。這些來自延腦或脊髓的節前神經纖維會投射到非常靠近標的器官的神經節並形成突觸，其節前神經、節後神經都是以乙醯膽鹼（Acetylcholine）做為神經傳導物質。（參見圖2）

身體裡和諧的韻律

交感神經與副交感神經這二個系統對體內器官的作用，大多是「正」與「反」之間的抗拮作用，但彼此之間也會互相協調，形成一種「亦敵亦友」的狀態。若用中醫「陰陽」理論來討論，則比較容易理解。

我們都知道陰陽是一體兩面，它們互相對立、互相制約、互為根本，而且陰陽是一個「整體」不能分離，無法獨立存在。陰與陽之間維持著一種「動態平衡」，如果用跳舞來形容，就像是一首優美的華爾滋，男女舞者彼此之間維持著一種優美的律動感，時而快時而慢。如果身體陰陽協調，人就不容易生病。

中醫的陰陽理論，套用在交感、副交感二大神經系統，也是一樣的。**交感神經的屬性就好比中醫所謂的「陽」**，**副交感神經就像是「陰」**，它們彼此之間雖然互相拮抗，卻也互相協同合作，任何一個神經系統都不能單獨存在或獨立運作，彼此必須相互依賴、合作，可是它們也要控制對方的作用強度，不能讓對方過於強大，必須要二者相當，這樣才能讓身體機能正常運轉。

一般而言，**交感神經的作用大多是促進、亢奮的；副交感神經則是抑制、低下的**。不過也有些作用正好是相反，像在消化系統方面，副交感神經會促進腸胃蠕動、增加胃酸及唾液、消化液分泌，也會使膽囊收縮，是一個有利於消化的環境，因此，用餐時必須要放慢速度，讓副交感神經作用；反之，若這時候情緒緊張、焦慮，使交感神經亢奮，就會抑制腸胃蠕動，降低食慾，使得消化不良，這時候交感神經就屬於抑制而不是促進作用。

總體來說，不論是作用於哪一器官組織，交感與副交感神經基本上都是相反作用，所以必須要維持一個很好的節奏韻律，才能讓身體各部位機能運作正常。如下表：

交感神經與副交感神經作用表

器官	交感神經作用	副交感神經作用
瞳孔	擴大	縮小
唾液腺	量少而變濃	量多而變淡
口／鼻腔黏膜	黏液減少	黏液增多
心臟	心跳加快	心跳減慢
血壓	上升	下降
胃	降低蠕動	蠕動增加

小腸	蠕動減少	消化作用增加
大腸	蠕動減少	分泌及蠕動增加
消化液的分泌	抑制分泌	增加分泌
膽囊	停止膽汁的分泌	增加膽汁的分泌
腎臟	減少尿液分泌	增加尿液分泌
膀胱	擴大（閉尿）	收縮（排尿）
陰莖	血管收縮（射精）	血管擴大（勃起）
子宮	收縮	擴張
白血球數	增加	減少
肺臟	支氣管肌肉放鬆	支氣管肌肉收縮
呼吸運動	促進	抑制

「自律神經失調」是什麼？

在門診經常遇到一些患者，輾轉看了好幾個醫院、好多科別，最後到中醫來就診，這些患者通常有一些共同點，那就是有著或多或少的情緒障礙、生理不適症狀。

「醫生，我老是覺得胸口悶悶的，好像有顆大石頭壓住，喘不過氣來，可是心臟科說我的檢查報告沒問題……」

「我最近經常拉肚子、肚子脹氣，可是一上完廁所就好了……」

「醫師，我最近睡得特別不好，很淺眠，又很會做夢，經常眼睜睜到天亮……」

「醫生，手腳痲是不是神經有問題？還是我有骨刺？去照X光又沒事，我是怎麼了？」

中醫門診經常會遇到這類患者，他可能已經到處去看過，也做過各類檢查，通常都找不到異常數據，也無法下診斷，當然就沒有辦法找到徹底的治療對策。現在臨床上都會把這類患者稱為「自律神經失調」，這不算一種疾病，比較類似「症候群」，也就是一些出現問題的器官相互關聯的變化，產生一系列症狀，但無法歸類為某一特定疾病。這些症狀與很多疾病的症狀類似，因此患者經常到處去看醫生，比方心悸、失眠、頭暈、頭痛，可能去看過心臟科、婦產科或精神科。

「自律神經失調」是一個很複雜，也很難以確診的健康問題，因為它並沒有一個完整的診斷標準。在確診之前，尚未找到根本原因時，患者與醫師都要花很長時間摸索。而從名稱來看，又很容易讓人聯想到是神經方面的問題，事實上，自律神經失調與神經系統雖有關連，但是起因與症狀表現卻與一般神經系統疾病不太一樣。

受到破壞的體內平衡穩態

到底**「自律神經失調」是什麼呢？簡單來說，就是自律神經系統的交感神經、副交感神經彼此之間失去平衡、失去節奏，進而使得體內環境的恆定失衡。**

我們不斷提到「體內平衡」，這到底是指什麼呢？所謂體內平衡（Homeostasis）又稱為「恆定狀態」或「穩態」，是指人體內在環境，即使是外部環境產生變化，身體內部環境透過整體的器官協調聯繫，仍然能夠維持在一個相對平衡的狀態，而這種狀態通常會是一種「動態」的平衡而非固定不變的。

身體內的細胞、組織、器官之間，必須經由一些調整和監管的機制才能保持平衡，也才能使身體正常運作，而自律神經系統就是最主要的調整、監管系統。身體內的恆定狀態可能會受內外因素而產生變動，內在平衡一旦受到破壞，就會影響生理機能，進而發生退化、衰老和病變。

我們每一個人都有自己的生理節律（即所謂「生理時鐘」），人類自古以來的演化，大多是根據太陽光線變化來作息，因此有所謂「日出而作，日落而息」的生活規律。所以，**交感神經在白天受到日照時顯得較為活絡，到了晚上就是副交感神經比較活躍**。中醫理論認為，到了晚上屬陰，白天的陽分要進入陰分，副交感神經的功能屬性為陰，所以晚上應該是副交感神經系統活躍的時候，副交感神經活絡就會使人想要放鬆、想睡覺。

可是，現代人的生活型態經常是違背生理時鐘的規律與節奏，短時間的節奏破壞，比方趕工熬夜一、二天或旅行的時差等等，這些短暫特殊狀況，經過適度休息就可以很快將生理節奏調整回來，但是如果長期晚睡、熬夜、日夜顛倒、作息不規律，打亂了我們體內的生理節奏，就很容易演變成自律神經失調。

從中醫理論看待自律神經失調這個問題，主要就是「陰陽失調」，也就是「陰」與「陽」之間失去協調的功能，兩者無法以共同的步調前進，各走各的路，就像離婚的夫妻一樣，兩個人之間的感情聯繫已經不存在，基本的協調互補功能會完全喪失。就如同交感、副交感神經二系統，各自為政，既不互相聯絡，也無法互相幫忙。以腸胃蠕動舉例，當交感神經命令腸胃蠕動緩慢時，副交感神經也同時命令腸胃蠕動變快，腸胃蠕動整個混亂，不是蠕動過快，就是蠕動太慢，所以很多自律神經失調的患者，會發生這幾天一直腹瀉，過幾天又變成便秘的怪異狀態。

自律神經系統的蹺蹺板

交感神經與副交感神經就像是蹺蹺板的二端，如果這個蹺蹺板維持在水平狀態，表示交感、副交感神經系統之間保持一個和諧狀態，這時候人是最安定舒適的狀態。

不過，人體內的恆定是處在一個變動狀態的，隨時都有微幅波動，這就是所謂的「動態的平衡」。所以，自律神經這個蹺蹺板是會活動的，會上下震盪搖擺的，只是上下擺動的幅度並不大，而且最終會回到水平狀態。

自律神經蹺蹺板處於水平狀態通常有二種可能性，**一種是交感、副交感都**

屬於功能亢進的狀態（如圖3），**這時候的身心狀態最好最舒適，最能發揮平常實力；反之，交感與副交感都處在一個普遍低下的狀態**（如圖4），**這時候實力表現可能不如理想，人也比較容易感到疲倦無力，**但是因為自律神經蹺蹺板仍然能夠持平，所以總體健康表現不算太差。

如果自律神經的蹺蹺板一邊高一邊低，那健康就比較容易出問題。可能是交感或副交感神經的其中一種長時間都是偏於亢進，另一種則長期處於低下狀態，不管是交感過於亢奮（如圖5）還是副交感過於亢奮（如圖6），對於健康危害都很大。

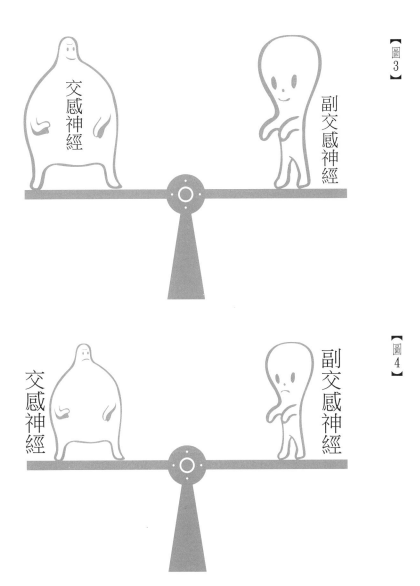

【圖3】

【圖4】

【圖5】

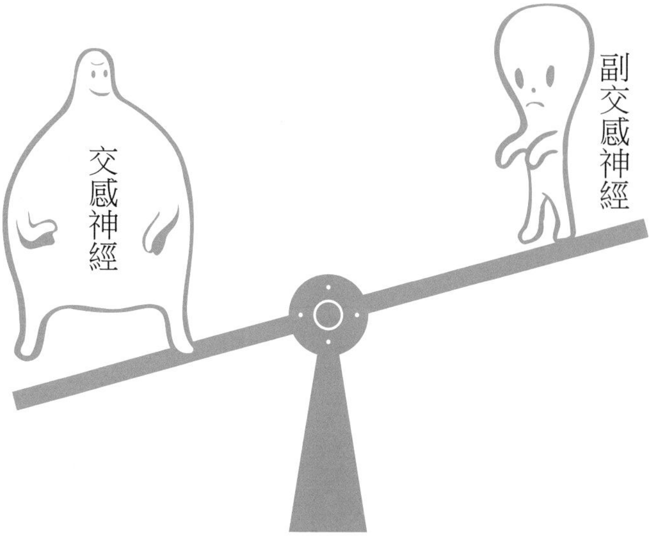

【圖6】

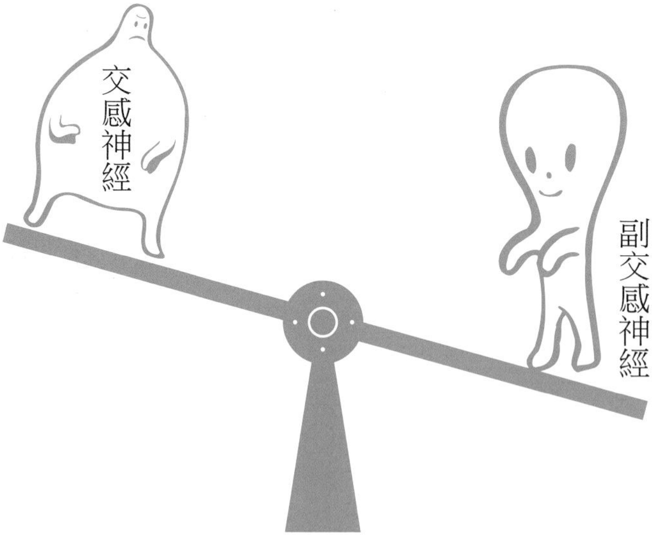

自律神經為什麼會失調呢？

近年來，這個過去被稱為神經衰弱的自律神經失調，有越來越年輕化的趨勢，而且罹患人口也越來越多，推究原因，可能和現代人的環境變化有關。過去以勞務為主的農業社會裡，罹患自律神經失調的人很少，但是現在發生率逐年飆高，可能與長期生活在「競速」、「高壓」社會有關。

有些專家學者指出，自律神經失調人口驟增，可能與人類並沒有完全適應演化有關，也就是說，我們的生理適應還停留在遠古的務農時代，對於現代化的生活模式並沒有完全適應，比方輪班制、日夜顛倒、旅行時差等等。不過，可以確定的是自律神經失調與先天體質及後天生活型態、壓力有絕對關聯性。

體質與自律神經失調

一般人認為，自律神經失調與後天環境較有關，事實上，先天體質也會影響一個人是否容易產生自律神經失調。通常體質虛弱的人，比較容易得到自律神經失調。

中醫所謂的「體質」是指由先天遺傳和後天環境所形成，在外表型態、行為舉止、心理特性功能可產生某些特殊的特異性。因為體質表現對於外界刺激的反應和壓力適應上的差異性，使得對於某些特定疾病，有著一定程度的好發性、易感性。

從先天稟賦來看，「以母為基，以父為楯」，在生命形成的過程裡，父母生殖精氣的盛衰，可以決定在生命形成的過程裡下一代稟賦的強弱，這就是我們體質構成的主要部分，例如身體強弱、肥瘦、剛柔，乃至遺傳疾病等等，倘若先天之精不足，稟賦虛弱，使得發育遲緩障礙，就會影響日後成長過程中，體力及心理素質的強弱。後天的因素則包括生活起居、飲食習慣、工作壓力、運動、地理環境等等，其中對於健康影響最鉅的是飲食、起居與工作壓力。

一般來說，良好的生活環境，合宜的飲食與起居，穩定的心理情緒，可以促進身心健康，這時候人的體質呈現「陰陽平和質」，正常人應該要有這種體質表現。此類型的人稟賦健康、體質力強，面色紅潤、胃口佳、不怕寒暑、二便正常且睡眠狀態佳。

當身體因為先天因素，或是長期後天失調（如飲食失調、勞逸不均、壓力過大、運動不足等等），很容易導致身體變成「亞健康狀態」，進而誘發自律神經失調。

臨床上中醫將其分類為五種類型，分別為「倦怠氣虛質」、「陰虛燥紅質」、「陽虛冷倦質」、「痰濕肥胖質」、「氣血晦澀質」。

倦怠氣虛質

此種體質常見面色慘白、懶言少氣、講話聲音低弱、容易出汗、子宮下墜感、眩暈、胸悶心悸、健忘、四肢發麻、月經量少等症狀表現。

陰虛燥紅質

此種體質即為「燥熱體質」，通常體型消瘦，常見面頰泛紅、容易口乾、大便偏硬、尿黃赤、喜飲冰涼、睡眠偏少、容易作夢、耳鳴等症狀。

陽虛冷倦質

此種體質即為「虛寒體質」，常見膚色偏白、怕冷、四肢冰冷、嘴唇淡紅、容易疲倦打瞌睡、睡覺喜歡側躺、經常腹瀉或便秘、晚上容易頻尿、喜熱飲等表現。

痰濕肥胖質

此種體質即為「水腫體質」，通常體型較肥胖，常見眼皮浮腫、顏面浮腫、身體沉重、容易疲倦、不太喜歡喝水、大便軟爛而不成形等症狀表現，通常好飲酒者多屬於這類體質。

氣血晦澀質

此種體質常見臉色晦暗、口唇暗紅、眼睛乾澀、口唇乾燥、黑眼圈、指甲無光澤、肌膚粗糙、手指皮膚乾燥、身體僵硬、筋骨柔軟度不足等症狀表現，婦女則會有痛經嚴重、經血有血塊等問題。

這些亞健康體質，均可能有自律神經失調問題，只是每種體質的症狀表現不盡相同。

中醫治療這類患者，通常是依據不同的體質、症狀表現，給予不同的治療方藥，治療上是非常靈活多樣的。

個性與自律神經失調

人的健康包含了生理、心理及社會三方面，彼此之間都會互相影響。很多疾病的產生，除了先天體質、後天環境的相互影響，心理層面影響也很大，尤其身處在現代這麼多元化的社會，人際關係複雜，社會競爭激烈，很容易造成心理負擔過大，假設人格特質（個性）不夠健康，這些外在因素很快會壓垮身心。

根據多年的臨床經驗，通常抗壓性較低，或是完美主義的A型性格，這類型的人比較容易產生自律神經失調的問題。

敏感的低抗壓族群容易自律神經失調

生活在文明現代社會，不太可能沒有壓力，即便是身在富豪之家，也有各式各樣不為人知的壓力。從心理學角度來看，適當的壓力對人是有正面效益的，可以幫助我們提高專注力，刺激創造力並發揮潛能。但是有些人先天的個性較軟弱、抗壓性低，無法承受挫折，例如主管交辦同樣一件事，一般人可能承受十分壓力，就算工作或生活受挫，恢復時間也比較短，馬上又能再燃起戰鬥意志。可是抗壓性低的人，可能給他五分壓力，他就覺得受不了，想要放棄投降，而且遇到挫折後也比較不容易再站起來努力奮鬥。

這類型的人通常社會適應力比較差，個性也比較敏感、壓抑，心理壓力相對較大，長期下來容易有緊張、焦慮、恐慌等情緒問題，所以容易誘發自律神經失調。

好強的A型性格容易自律神經失調

著名心理學家佛雷德曼，將人按其性格分為兩大類型，一為A型人格，另一為B型人格。通常A型人格特質的人比較容易產生壓力、躁鬱、憂鬱等問題，因此為自律神經失調的好發族群，不妨來看看你是否屬於這類型人格？

A型人格與B型人格行為特質比較

A型人格行為特質	B型人格行為特質
積極、侵略型	消極、平和型
競爭性強，在乎結果	不喜歡競爭
個性倔強，有時缺乏彈性	態度從容，隨遇而安
辦事速度快，講求效率	做事慢但有方法
對時間很有概念，做事趕在期限以前完成	對時間沒概念，不在乎期限

不容易滿足現狀，欲追求更高職務	對於現狀容易滿足
在乎別人看法，希望自己的努力受到肯定	不太在乎別人看法與肯定
容易被人與事激怒	不容易被激怒
被迫沉靜時會感到心定不下來	喜愛悠哉的感覺
動作快（說話、吃飯、走路）	動作慢（說話、吃飯、走路）
一次做好幾件事，以力求成長	一次只做一件事，但心裡滿意
對於任何遲緩都不耐煩	對於遲緩有耐心且不生氣
重視時間觀念，幾乎每次都準時	缺乏時間觀念，經常遲到
經常繃著臉、握拳頭	臉部表情輕鬆且不握拳

A型人格是典型壓力性格，他們普遍都個性急躁、求好心切、好強、善進取，屬於完美主義者，在乎別人看法，所以內心經常存在不安全感，因為要與

人競爭，不免顯得對人有些敵意，甚至是攻擊性。這種性格特質的人，經常讓自己處在一個緊張、緊繃的狀態，容易促使交感神經過度活躍，使得副交感神經功能偏低，久而久之就造成自律神經失衡。相較於B型人格，A型人格特別容易有心血管方面疾病。

B型人格是典型慢郎中，他們與A型人格正好相反，個性隨和、溫吞，對於生活、工作沒有太多要求，可以說是對自己很寬鬆的人，對成敗得失的看法較為淡薄，不太在乎別人看法。

其實A型或B型人格都有優缺點，沒有絕對值，也沒有一個人是完全絕對的A或B，只是比較偏向某一種個性。人格特質最好是在適當時機發揮適合的特質，比方工作時，須要多一點A型個性，這時候就要學習適度調整自己的態度，讓自己變得更積極進取些；放假時，應該要放鬆，就要發揮B型人格特質，適度放下緊張的身心。

壓力與自律神經失調

【檢測】你的壓力破表了嗎？

看看你在這一個月內，是否曾經出現下列類似狀況，符合項目越多，代表你壓力越大喔！

□ 1. 最近總覺得肩頸像石頭一樣硬。
□ 2. 最近動不動就感到疲累。
□ 3. 老是覺得睡不飽，怎麼補眠都沒用。
□ 4. 感覺不容易入睡，而且變得較淺眠。
□ 5. 眼睛比以前更容易感到痠脹、疲勞。
□ 6. 嘴破的狀況比以前頻繁。
□ 7. 食慾變差，體重也下降了。
□ 8. 雖然有排便，但不是便秘就是腹瀉。
□ 9. 老是覺得腦袋昏昏沉沉。

□ 10. 變換姿勢（尤其站起來時）會感到暈眩。

□ 11. 偶爾會突發性頭痛。

□ 12. 偶爾會突然感覺胸悶，或者喘不過氣來。

□ 13. 情緒不太穩定，很容易生氣。

□ 14. 變得不太喜歡與人互動。

□ 15. 對工作提不起勁，注意力欠佳。

人的身體擁有絕佳的自癒能力，但是過多的壓力會將身體自豪的自癒能力慢慢壓垮。就像海水侵蝕一樣，一開始的輕微壓力，往往不以為意，但是隨著時間過去，壓力逐漸累積，而本身並沒有察覺，或是對壓力這件事感到麻木，到最後可能產生嚴重的自律神經失調。不過，有趣的是，自律神經原本就是為了應付壓力而存在的，但是最終壓力卻往往是打亂自律神經平衡的主因，也是壓垮身體健康的那根稻草。

讓我們來認識「壓力反應」。當人體遇到急性壓力時，大腦的杏仁核會先偵測到危險的刺激，並透過交感神經系統發射訊號給腎上腺髓質系統，使其分泌腎上腺素及正腎上腺素，讓心跳加快、血壓上升、肌肉收縮、腸胃道蠕動變慢，以便準備「戰或逃」。

受到壓力，產生適當反應，這是一種求生的基本本能及保護的機制。然而，一旦大腦不斷地偵測到壓力源，身體會開始產生反應鈍化，而進入慢性壓力的模式。這時候，我們的腎上腺皮質就會接手，開始分泌壓力賀爾蒙（即所謂「類固醇」）。壓力賀爾蒙會使免疫力下降，所以人處在高壓狀態時特別容易感冒；壓力賀爾蒙還會誤導大腦，儲備脂肪以備不時之需，這也就是為什麼很多長期受壓的人，比較容易肥胖及罹患心血管、血脂異常、糖尿病等慢性疾病；此外，壓力賀爾蒙也會使得自律神經系統失衡。

壓力會帶來一連串骨牌效應，就像是一條充滿張力的橡皮筋，適度拉扯可以讓橡皮筋容易綑綁物品，但是過度牽拉伸長，沒有適時適度放鬆，橡皮筋最終可能因為過於緊繃導致彈性疲乏而繃斷。人也是一樣，適度的壓力可以讓人保持警覺，進而發揮潛力，但是過於緊繃，超過身心能夠承受的程度時，就會造成健康防線繃斷。

中醫主張「一張一弛」，生活必須要將工作、休閒做適度合理的安排，讓身心獲得彈性的調適，上班、下班，工作、休閒之間，都要有一個清楚的分野，不要將工作帶回家，更不要休假日也在家工作，要讓生活有一個「鬆—緊」之分。

壓力引起的自律神經失調是臨床最常見的，這類患者大多不只有生理不適，多數有很明顯情緒困擾，比方焦慮、恐慌、緊張、易怒，這些身心症狀會互相影響，使得身體狀況越來越嚴重。經常遇到失眠患者，詳細問診後發現，大多是由於情緒困擾造成睡眠障礙，其實仔細診斷，大多是由「自律神經失調」所引起。這些患者長期服用安眠藥、抗憂鬱或抗焦慮藥物，最後可能造成更多生理問題，若一開始就能找對治療方向，針對根本問題去解決，也許就不會被誤認為是精神疾病。

情緒與自律神經失調

【檢測】你最近很 blue 嗎？

請你根據最近一週以來身體與情緒真正的感覺來做勾選。

	沒有或極少（一天或以下）0分	有時候（一至二天）1分	時常（三至四天）2分	常常（五至七天）3分
1. 我常常覺得想哭	□	□	□	□
2. 我覺得心情不好	□	□	□	□
3. 我覺得比以前容易發脾氣	□	□	□	□
4. 我睡不好	□	□	□	□
5. 我不是很想吃東西	□	□	□	□
6. 我覺得胸口悶悶的	□	□	□	□

7. 我覺得不輕鬆、不舒服 □ □ □ □

8. 我覺得身體疲勞虛弱、無力 □ □ □ □

9. 我覺得很煩 □ □ □ □

10. 我覺得記憶力變差 □ □ □ □

11. 我覺得做事時無法專心 □ □ □ □

12. 我覺得想事情或做事情比平常緩慢 □ □ □ □

13. 我覺得比以前沒信心 □ □ □ □

14. 我覺得比較會往壞處想 □ □ □ □

15. 我覺得想不開，甚至想死 □ □ □ □

16. 我覺得對什麼事都失去興趣 □ □ □ □

17.我覺得身體不舒服（如頭痛、頭暈、心悸、肚子不舒服） □ □ □ □

18.我覺得自己很沒用 □ □ □ □

【量表來源：財團法人董氏基金會】

將勾選項目分數加總，對照下列表格，即可知測量結果。

【8分以下】：您現在的情緒處於穩定狀態，是個懂得適時調整情緒及紓解壓力的人。

【9至14分】：您是不是在煩惱什麼事呢？已經開始出現憂鬱情緒了！多關心自己，和好朋友聚聚，做些愉快的事情，如：運動、看電影等，試著找出原因，冷靜一下再出發，相信可以很快擺脫憂鬱情緒。

【15至18分】：您是不是已經悶悶不樂好一陣子了？憂鬱指數已經頗高了哦！不要把許多事都放在心裡，和家人或好朋友聊聊，適度宣洩心中的壓力，把肩上的重擔放下，才不會陷入憂鬱症的漩渦。

【19至28分】：您有多久沒有開懷大笑了？壓力指數已經到臨界點了哦！一定有很多事讓您不順心，沉重得感覺壓得您喘不過氣，趕緊找專業輔導機構或醫療單位，透過他們的協助，讓您重拾笑容！

【28分以上】：您是不是已經開始感到沮喪和難過了？別放棄，憂鬱症是可以被治療的，只要現在開始尋求專業醫師的診療及家人的協助，就可以讓您遠離憂鬱，再次迎向快樂有活力的人生。

情緒與自律神經系統有很大的關聯性，情緒的波動會使得自律神經產生作用，例如緊張、焦慮或受到驚嚇時，會使得交感神經活躍，使得心跳加速、血壓上升；而沮喪、失望等情緒，則會造成自律神經系統功能低下，因而影響身體機能。

POINT
造成功能亢奮的情緒：緊張、焦慮、不安、憤怒、興奮
造成功能低下的情緒：沮喪、抑鬱、失望、絕望、悲傷

一般人對於喜、怒、哀、樂、憂思、悲傷、恐懼等情緒的反應，大多能很適切的表達，也很容易自我調適。但是自律神經失調的人，通常個性比較敏感，對任何一種情緒的反應都較為明顯強烈，同樣的道理，如果經常處在一個過於激動、亢奮或是極度抑鬱的低潮狀態，也會使得自律神經系統失衡。所以，情緒之於自律神經失調既是因也是果。

《黃帝內經》提到，「百病生於氣」，「怒則氣上、喜則氣緩、悲則氣消、憂則氣聚、恐則氣下、驚則氣亂、思則氣結。」中醫認為所有疾病的產生都是來自於氣機逆亂，情緒刺激過度如狂喜、暴怒等，會直接影響體內臟腑的氣機運行，導致氣滯不行，造成臟腑病變。

人不可能沒有情緒波動，如果對於生活周遭人事物都沒有情緒反應，這樣也是一種全面性功能低下的狀態，並不是健康的人應該有的現象。只是我們在遇到任何事件，產生情緒反應必須適切的表達，如果事件使得情緒波動幅度較大，也要訓練自己有足夠能力應付，讓身體的自律神經蹺蹺板能夠保持水平狀態，維持體內機能運作的恆定。

免疫力與自律神經失調

自律神經系統是一個管很大的系統，全身上下幾乎沒有一件事是跟它無關的，尤其是影響到體內環境恆定的所有事情，當然包括免疫系統。在臨床病人經常可以看到自律神經失調的患者，通常免疫力較弱，容易發生傳染性疾病，尤其是流行性感冒期間，會發現這些患者幾乎都會到門診來報到。而且，這些患者的病情多半比較嚴重，病程與康復期也比其他患者要長。

人體的免疫系統主要是用來保護人體免於受到外界的致病源（如細菌與病

毒）的感染。像我們的皮膚、口腔和鼻黏膜等等，這是人體防線的第一道，可以把一些比較粗糙、比較大的細菌或病毒阻擋在外。如果第一道防線抵擋不住，讓細菌、病毒等致病源跑進身體裡，這時候第二道防線就會啟動，像淋巴、脾臟、骨髓、胸腺、扁桃腺等組織就會產生如吞噬細胞、B細胞、T細胞、殺手細胞、毒殺細胞等等，這些免疫細胞在體內會展開一系列的抗戰活動，以保護身體。

當我們身體受到細菌、病毒入侵時，交感神經會開始變得活躍，刺激免疫系統起而奮戰，如果不幸受到感染生病了，交感神經系統的作用也可以幫助身體對抗症狀，比方感冒、發燒時，身體會大量流汗，以幫助身體達到散熱、降溫作用。

免疫系統中與交感、副交感較有關的是白血球的顆粒細胞與淋巴球。顆粒細胞占白血球的六十％，主要是對抗細菌類異物；淋巴球約占三十五％，主要是負責較小的病毒類異物。顆粒細胞的數量與交感神經有關，淋巴球數量則與副交感神經的活躍程度有關。因此，自律神經平衡的人，通常免疫系統機能較為健全，自然不容易生病，同樣的道理，免疫機制健全的人，也不容易產生自律神經失調的問題。

如果發生交感或副交感神經過於亢奮時，對於免疫系統會有什麼影響呢？**交感神經過於興奮，刺激顆粒細胞過度增生時，有可能會敵我不分而殺死體內正常菌叢，反而使得免疫力下降**；而且顆粒細胞死亡後會產生過多毒素，因而對細胞產生傷害。同樣的道理，如果**副交感神經過於活躍，對於免疫機制也不見得是好事，因為副交感亢奮，會促使淋巴球增生，容易誘使對抗原的過度敏感**，通常這就是「過敏」發生的原因，也就是身體對於抗原太過於敏感，一點點小小抗原入侵就開始起激烈反應，像是打噴嚏、流鼻水、流眼淚等等。

如果將自律神經與免疫之間的關係套用在現代人的生活型態，許多經常熬夜、日夜顛倒或是輪班制的人，免疫力普遍比較低下，動不動就感冒、過敏性鼻炎、過敏性氣喘或是皮膚炎，這是因為這些族群的交感神經長期處於亢進狀態，他們沒有經過夜晚讓副交感神經活絡作用的時期，長時間讓自律神經的蹺蹺板處在一邊倒的狀況，最後就會影響免疫系統的平衡。

自律神經失調會出現哪些症狀？

我們已經知道自律神經系統是由交感神經與副交感神經所組成，這二種神經系統各司所職，它們互相拮抗，也互相協同，既是對立也是合作關係，當這二個神經系統運作順暢時，身體也會處在一個和諧穩定的狀態，若其中一個神經系統過於亢奮或低下時，就會開始出現紊亂，比方交感神經通常都是比較亢進的，如果遇到危急狀況，須要交感神經作用，但是副交感神經過強，抑制交感神經的作用，可能出現無法應付危機的狀況，就像蹺蹺板始終只有一邊低下，無法恢復平衡，這就是自律神經失調的開始，身體就會出現一連串不適症狀。

交感神經、副交感神經管轄的範圍非常廣泛，一旦其中一個神經系統出現功能亢進或低下，標的組織器官就會出現相應的症狀，而且這些症狀與其他疾病非常容易混淆，這也加重辨證的困難度。尤其是長期處在亞健康狀態的現代人，經常會有一些小問題，比方頭痛、頭脹、肩頸痠痛、眼睛痠脹、喉嚨痛、聲啞、心悸、消化不良等，很多人因為症狀不嚴重就忽略，也有很多人是因為長期下來已經習慣了，拖到最後就導致自律神經失調，嚴重的人就會演變成器質性病變，成為不可逆的慢性疾病。

我們將一些常見的自律神經失調可能產生的症狀介紹如下，幫助你在日後發生身體不適時做個簡易判別，千萬不要忽略身體任何一個小問題，及早就醫確認診斷，才能預防疾病發生。

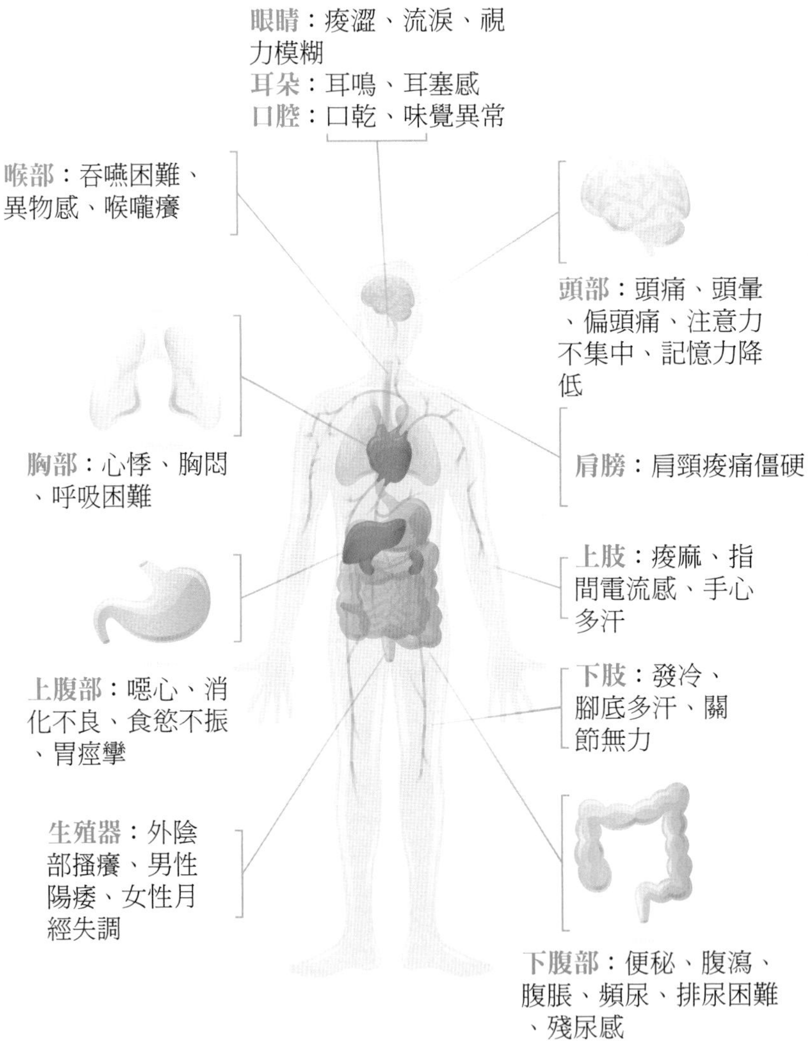
眼睛：痠澀、流淚、視力模糊
耳朵：耳鳴、耳塞感
口腔：口乾、味覺異常
喉部：吞嚥困難、異物感、喉嚨癢
頭部：頭痛、頭暈、偏頭痛、注意力不集中、記憶力降低
胸部：心悸、胸悶、呼吸困難
肩膀：肩頸痠痛僵硬
上肢：痠麻、指間電流感、手心多汗
上腹部：噁心、消化不良、食慾不振、胃痙攣
下肢：發冷、腳底多汗、關節無力
生殖器：外陰部搔癢、男性陽痿、女性月經失調
下腹部：便秘、腹瀉、腹脹、頻尿、排尿困難、殘尿感

【圖7】自律神經失調常見症狀

POINT

自律神經失調症狀的特性：

- **全身性**：症狀多半是全身性的器官都可能發生，不像一般疾病會局限在受損器官。
- **遊走性**：症狀會遊走、轉移或重疊出現，例如頭痛、胃痛一起出現，過陣子變成頭痛、心悸，又過段時間變成胃痛，也可能過陣子變成心悸。不適症狀通常不會持續很久，且可能身體各部位都會有症狀出現。
- **差異性**：每一個人身上發生的症狀都不一樣，例如同樣都會胃痛，其伴隨症狀可能不同，持續時間、嚴重程度也不一樣。

呼吸系統

在呼吸系統方面，交感神經主要會使支氣管肌肉放鬆，同時促進呼吸運動；反之，副交感神經則是使支氣管肌肉收縮，並抑制呼吸運動。

呼吸困難

經常發生在睡覺時，突然感覺胸悶、呼吸困難、吸不到氧氣（缺氧），可能是副交感神經亢奮，使支氣管周邊肌肉組織收縮痙攣，導致呼吸不順暢。

過度換氣症候群（Hyperventilation Syndrome）

「過度換氣症候群」是非常典型因為情緒導致自律神經失調所導致的症狀，臨床上在恐慌症患者身上最常見到，因為急性的焦慮、緊張，使得心跳、呼吸加速，造成每分鐘的吸氣與吐氣的換氣量不足，加重呼吸困難的感覺，總感覺吸不到空氣，又會不自主的加快速度呼吸，這種過度呼吸的結果，使得體內的二氧化碳不斷往外排出，體內的二氧化碳濃度變低，可能引起次發性的呼吸性鹼中毒。

心臟血管系統

在心臟血管系統，交感神經負責「促進」、副交感神經負責「抑制」。交感神經系統會使得心跳加快、血壓上升；反之，副交感神經系統則會使心跳減慢、血壓下降。

心悸、胸悶

經常突發性的心跳加速，或呼吸不順暢，不一定發生在運動過後，或是情緒激動時。

頭痛、偏頭痛

交感神經緊張造成血管收縮，血流不順暢，導致緊張性頭痛。經常發生緊張性頭痛、偏頭痛者，多半有自律神經失調的問題。

肩頸僵硬

交感神經負責血管收縮，副交感神經負責血管舒張，如果二個系統失衡，可能導致血管痙攣，血液流通欠佳，最後導致肌肉僵硬，使得肩頸痠脹、僵硬、疼痛。

四肢冰冷

女性經常出現四肢冰冷、痠麻、針刺感，除了要考慮是否有神經壓迫的問題，還要考慮是否因為自律神經失調所引起。因為自律神經失調會使血管收縮、舒張紊亂，導致血液循環不順暢，引起四肢末梢冰冷、刺痛或是感覺電流通過。

圓形禿

圓形禿就是俗稱的「鬼剃頭」，是指頭皮出現上一處或多處界線分明的掉髮，範圍就像錢幣一般的圓形，這種突然間大樣掉髮現象，大多與壓力、情緒有關，過大壓力與情緒失調影響內分泌系統，就會導致這種圓形禿髮。

此外，血管收縮不良也會影響頭皮血液循環，毛囊營養吸收不良，便可能誘發禿髮的發生。因為內分泌系統與自律神經系統緊緊相繫，一旦內分泌系統失衡也會連累自律神經，而使得血管機能發生障礙。

消化系統

消化系統方面，交感神經負責「抑制」、副交感為「促進」。交感神經會使腸胃蠕動減少、抑制消化液分泌作用，也會使膽汁分泌停止；副交感神經則為使腸胃道蠕動增加、消化液與膽汁分泌也會增加，所以放鬆心情用餐對於消化吸收最有助益。

如果自律神經失衡，可能使得交感神經過於亢進，造成食慾下降、噁心、反胃，也可能會造成便秘；副交感神經過於亢進則會使得胃酸分泌過多，可能導致胃酸逆流、胃潰瘍等疾病，腹瀉也是副交感作用過度引起的。現代人常見的腸躁症，則是交感、副交感紊亂，產生不規律的興奮作用所導致。

大腸激躁症

大腸激躁症（腸躁症）可以說是非常常見的文明病。許多人遇到緊張狀況時，會一直想上廁所（腹瀉或頻尿），也有很多人反而是便秘。這是很典型的自律神經失調，導致腸道協調異常，所以出現排便異常，可能是長期便秘或腹瀉，也可能是便秘、腹瀉交替發生，且經常會伴隨有腹痛、腹脹、排氣等現象。

泌尿系統

在泌尿系統方面，交感神經對於腎臟的作用，會使得尿液分泌減少，同時讓膀胱擴大；至於副交感神經則會增加尿液分泌，讓膀胱收縮並產生排尿動作。

頻尿或排尿困難

許多人處在緊張狀態時，會頻尿或腹瀉，這些大多是自律神經失調所引起。一般來說，情緒在緊張、焦慮等狀態，交感神經較為活躍，所以會抑制排尿，情緒放鬆下來，副交感神經作用才能幫助排尿。若是交感、副交感失調，就可能會造成反向作用，而產生頻尿（副交感神經亢進）或是排尿困難（交感神經亢進）。

膀胱炎

經常性的頻尿、排尿不順，可能會使得膀胱機能受損，造成尿液儲留，導致泌尿道發炎。如果你有經常性反覆發作的膀胱炎，且伴有頻尿、尿殘留感（排尿不盡）現象，不妨檢視一下自己是否也有自律神經失調問題。

生殖系統

在生殖系統方面，除了生殖器官受到自律神經支配，性功能也與交感、副交感神經作用有關。交感神經能使男性的陰莖血管收縮，同時也負責射精動作；副交感神經則是使陰莖血管擴大，造成勃起動作。至於女性方面，交感神經能使子宮收縮，副交感神經則是讓子宮擴張。

女性外陰部搔癢不適

自律神經失調會使女性生殖器官周邊的環境產生變化，可能造成分泌物過多、搔癢等不適症狀。

女性經期不順

女性的月經週期主要受到神經、內分泌系統的調控，如果自律神經系統失調影響內分泌系統穩定，可能會使月經週期產生紊亂，也比較容易產生經前症候群、更年期症候群等問題。尤其，經前症候群與更年期症候群主要以情緒障礙為主要表現，自律神經失調者會讓這些情緒表現更加明顯或嚴重，甚至會產生憂鬱症、抑鬱症、焦慮症或強迫症等精神疾病。

男性性功能障礙

自律神經與男性的勃起、射精關係密切，如果交感、副交感神經不能互相協調，則可能會引起性功能障礙，例如陽痿、射精不能等等問題。

我是自律神經失調嗎？

自律神經失調影響的層面非常廣泛，只要是受到交感、副交感神經系統影響的組織器官，都可能會產生相應症狀。有些症狀與許多疾病的症狀類似，非常容易混淆，尤其是一些常見症狀，如疲倦、心悸、頭暈、緊張等等。所以必須經過醫師做詳細的相關檢查，排除疾病因素之後，才能確定是否為自律神經失調。

自律神經失調可能為疾病的導因，也可能是疾病的諸多症狀之一。每一種疾病都有它的治療方針，唯有確定病因，才能對症治療與用藥。

POINT

自律神經失調的好發族群：完美主義者、個性急躁者、抗壓性差者、愛鑽牛角尖者、個性敏感者。

是自律神經失調還是慢性疲勞症候群？

門診當中因為失眠來就醫的人越來越多，他們的抱怨大多是「睡不著」、「睡不好，經常作夢」、「怎麼睡都睡不飽」、「睡覺起來還是覺得累，感覺昨天的疲勞都沒有恢復」等等。這些失眠族群大多是「亞健康族群」，睡眠障礙只是表象，在這背後真正的元兇可能是慢性疲勞症候群或是自律神經失調。

「慢性疲勞症候群」是一種被確認的症候群，有制式的診斷標準；自律神經失調的症狀表現遍及全身，甚至包含心理層面。他們的症狀有很多症狀是重疊的模糊地帶，但是可以確認的是，這二個問題都是典型的「生活習慣病」，多半是生活習慣與壓力造成的，因此透過生活習慣改變，就可以改變健康狀態。

「疲倦」是生活在現代每一個人都經常會發生的事，這是正常的生理反應，人在腦力、體力勞動之後，都會有暫時性的疲勞感出現，通常只要經過適當的休息與調養，都能夠短時間內恢復。如果是因為疾病造成的疲倦，則必須針對病因解決，才能幫助疾病恢復，使得疲倦問題獲得改善。

不過現在有很多人，並非疾病造成的疲倦，但是經過休息又無法完全改善，近年來，醫學界給這樣的族群歸納出一個共通點，並將這樣的問題稱為「慢性疲勞症候群」（Chronic fatigue syndrome, CFS）。

慢性疲勞症候群是由於長期處於高壓力的工作與生活狀態，使得情緒、精神處於超負荷的狀態，以至於身心產生一系列不適症狀。針對這類病患的治療方式，必須從根本的致病因素去解決，除了一些必要性的藥物來幫助緩解生理不適，其他就必須要從生活模式去改變，建立規律的作息、適度運動及休息。

慢性疲勞症群診斷標準

A主要標準

1. 持續達六個月以上無法因休息而緩解的不明原因的疲勞感，活動量減少五成，一次至少持續六週。
2. 透過患者病史、身體檢查和適當的實驗室檢查，排除掉所有可能造成疲勞的慢性病因。

B次要標準（必須有4項或以上，且在有疲勞症狀的期間同時發生，至少六個月）：

1. 輕度發燒。
2. 咽喉部疼痛。
3. 無法解釋的全身肌肉乏力。
4. 無法解釋的頸前、後，或咽峽部淋巴結疼痛。
5. 肌肉的不適或疼痛。
6. 長時間動腦或勞力活動後，感到很長時間的全身疲勞。
7. 頭痛。
8. 遊走性關節痛，但無紅腫。
9. 一個或多個精神症狀。
10. 睡眠障礙。

是自律神經失調還是精神疾病？

自律神經失調的人經常伴有精神情緒方面問題，比方易怒、暴躁、焦慮、緊張、多疑慮，或是抑鬱、容易悲傷、經常想哭等等。如果這些情緒發生在女性的生理週期，大多數人會以為這是「經前症候群」；如果發生在年紀較長的女性，多半會以為自己是更年期所以才會這樣。我們也經常遇到有很多人因為情緒表現特別明顯，懷疑自己是否得了憂鬱症、躁鬱症或焦慮症、恐慌症等精神疾病。

自律神經失調與情緒之間確實會互相影響，情緒表現過於激烈，會影響自律神經的平衡，自律神經失調的人通常情緒波動也比較大。不過，這類患者的情緒表現程度並不如精神疾病那麼極端。

精神疾病過去經常被稱作「神經病」，所以很多患者一聽到自己有自律神經失調，都很害怕自己是否為神經病？現代人對於精神疾病的認識越來越多，大多能夠接受自己的心理也會生病，也須要去求醫治療。通常精神疾病又分為「精神病」、「精神官能症」，前者較無疾病自覺，相對比較嚴重；而精神官能症則是對於生病有自覺，對身心不適症狀能夠自我覺察。

自律神經失調與精神官能症的情緒症狀非常相似，所以很容易混淆，不過自律神經失調多半生理症狀比較明顯，而精神官能症則是心理症狀明顯，兩者仍有情緒問題程度上的差異。

平常要多留意自己身體、心理的轉變，不要過度擔心，一有問題就對號入座，一定要經過專業醫師診斷，否則有自律神經失調症狀的人，原本就已經情緒敏感，若再自我懷疑，對於身心健康都沒有益處。

憂鬱症

憂鬱是一種正常的情緒反應，在我們遇到挫折、失落或是不如意時，難免會覺得不開心、悶悶不樂，整個人陷入低潮，但是如果這種鬱悶程度過於嚴重，持續時間過久，以至於無法回到現實生活，無法應付生活、工作，就要小心是否有憂鬱症。

如果懷疑自己有憂鬱傾向，可以從憂鬱量表來檢視一下自己指數是否偏高，至於確切的診斷，仍須經由專業精神科醫師來確診。若是發現自己情緒低落情況嚴重且持續時間過長，請盡量儘早就醫，及早治療，千萬不要忌諱就醫。精神疾病與所有疾病一樣，都只是生病了，並非絕症更不是見不得人的事，我們經常跟患者說，人的身體會因為感冒生病而不舒服，心理也是會生病不舒服，這是一樣的道理，生病就須要就醫治療，才能讓身心盡早恢復平衡狀態。

憂鬱症診斷標準（根據 DSM-IV）

以下 9 個症狀，至少 4 個症狀以上，且持續二週以上。

□ 1. 憂鬱情緒：快樂不起來、煩躁、鬱悶。

□ 2. 興趣與喜樂減少：提不起興趣。

□ 3. 體重下降（或增加）；食慾下降（或增加）。

□ 4. 失眠（或嗜睡）：難入睡或整天想睡。
□ 5. 精神運動性遲滯（或激動）：思考動作變緩慢。
□ 6. 疲累、失去活力：整天想躺床、體力變差。
□ 7. 無價值感或罪惡感：覺得活著沒意思、自責難過，都是負面的想法。
□ 8. 無法專注、無法決斷：腦筋變鈍、矛盾猶豫、無法專心。
□ 9. 反覆想到死亡，甚至有自殺意念、企圖或計畫。

廣泛性焦慮症

焦慮是一種很模糊難以界定的情緒反應，會讓我們感到不舒服，卻又難以明白指出哪邊不對勁。適度的緊張、焦慮，可以讓人發揮潛力，但是過度的焦慮卻會影響日常表現。

「廣泛性焦慮症」是指焦慮的時間長而且是持續性的。患者幾乎每天都處在高度焦慮狀態，猶如驚弓之鳥，即便是一點點不足為道的小事也會讓他擔憂焦慮。這種憂慮情緒難以抑遏且無法控制，往往還會伴隨著很多身體上症狀，像是呼吸急促、冒汗、肌肉緊繃、失眠、腹瀉等等。

每個人都有「緊張」的經驗，廣泛性焦慮症的焦慮與一般的緊張感覺差不多，也會伴隨有交感神經亢進的現象，所以很容易與自律神經失調混淆，必須要多認識它們之間的差異，才能正確區別。廣泛性焦慮症的焦慮時間長，且長得很不合理，即便是壓力源消失，焦慮症狀卻沒有降低；廣泛性焦慮症的焦慮是不自覺且難以控制，患者大多是被動地身處其中而無法逃脫，這種焦慮已經影響到日常生活、工作與人際關係。

廣泛性焦慮症經常與其他精神疾病混淆，例如恐慌症、畏懼症、強迫症、創傷後壓力疾患、重度憂鬱症、慮病症、成人注意力缺損過動症與人格障礙症等等。

此外，藥物（如安非它命）、喝太多咖啡等等，也可能造成類似焦慮症的症狀，所以必須要經過專業醫師詳細檢查判斷才能確診。

廣泛性焦慮症診斷標準（根據 DSM-IV）

在六個月裡頭，大多數的日子裡，都有過度焦慮與過度憂慮某事的現象。

A 患者自覺已經無法控制自己的焦慮。焦慮與憂慮會伴隨著下列症狀中的至少三項：

□ 1. 坐立難安。

□ 2. 容易疲倦。

□ 3. 無法集中注意力、腦袋一片空白。

□ 4. 暴躁易怒。

□ 5. 肌肉緊繃。

□ 6. 睡眠障礙（無法入睡或者無法熟睡）。

B患者的症狀不能單用其他精神疾病就可以解釋；

□ 1. 焦慮、憂慮、以其伴隨的身體症狀已經嚴重到影響患者的日常生活、人際關係、職業功能。

□ 2. 這類症狀不是因為藥物（如使用安非它命等）或身體疾病（如甲狀腺功能亢進）所造成的。

是自律神經失調還是更年期症候群？

「我已經四十五歲，最近感覺情緒很不穩定，經常覺得頭痛、頭暈、疲倦，渾身不對勁，也不想動，可是月經還是很正常，只是感覺月經量比較少，是更年期了嗎？又有朋友說可能是自律神經失調，我到底怎麼了？」

女性獨特的生理，終其一生都會受到賀爾蒙的影響，因為賀爾蒙作用，所以才有規律的月經週期，而主宰賀爾蒙的內分泌系統又與自律神經息息相關。賀爾蒙的濃度波動，會影響自律神經系統的運作，到了更年期時，賀爾蒙分泌減少，女性會出現一些相應的生理、心理反應，最為我們熟知的就是熱潮紅、心悸、盜汗、陰道乾澀搔癢，有些人情緒表現較為明顯，就可能會易怒、多疑、憂鬱，或是中醫所說的悲喜欲哭，這些症狀與自律神經失調十分類似，尤其是在更年期初期，還沒完全停經時，很多女性患者不知道自己是否已經進入更年期，這段期間出現的身心症狀，最容易讓人混淆誤會。

我們可以到婦產科，由專業醫師來做進一步診斷，透過血液（女性賀爾蒙）及相關檢查（如超音波、子宮頸抹片等等），可以確定自己是否進入更年期，如此才能區辨身心不適症狀的原因究竟為何，這樣才能找到正確的預防方式。

停經期賀爾蒙變化

賀爾蒙	數值
黃體生成素 LH（mIU/ml）	15~62
濾泡刺激素 FSH（mIU/ml）	20~138
雌酮 Estrone ,E1（pg/ml）	20~90
雌二酮 Estradiol, E2（pg/ml）	10~50
黃體酮 Progesterone（ng/ml）	0.1~0.6
活性睪丸酮 Free Testosterone（pg/ml）	0.5~1.8

找對策略調整失衡的蹺蹺板

自律神經失調是一種非常難以捉摸的健康問題，不但症狀千變萬化，同樣的問題在不同人身上也會有不同程度表現。

自律神經失調對於身體影響非常廣泛且複雜，往往患者在發病初期，很難聯想自己得到自律神經失調，而且有許多疾病和自律神經失調又非常相似，所以大多數患者，歷經許多醫生，做過許多檢查，服用許多藥物，才被告知罹患自律神經失調。

「事出必有因」，是大家耳熟能詳的一句話，自律神經失調也是如此，不論自律神經如何的失衡，必定有一個啟發的原因。

所以要根治自律神經失調一定要找到致病因素，再針對這些因素在日常生活中落實改善策略，這樣才能有效預防與治癒自律神經失調。

如何調整失衡的自律神經蹺蹺板

《黃帝內經》對於養生有一段話，是最符合自律神經失調的人做為調整失衡蹺蹺板的策略，那就是：法於陰陽，和於術數，食飲有節，起居有常，不妄作勞，故能形與神俱。

找到致病因素

自律神經失調的致病因素大多來自日常生活、工作中的壓力與情緒。所以，找到壓力源，並且調整面對壓力的心態，培養解決壓力來源的能力，是首要任務。在尋找致病源的同時，對於自己的個性也要有一定程度的認識，畢竟你才是最了解自己的人，用什麼樣的方式去面對壓力，自己是最清楚的。

如果對於自己的個性弱點無法破解，不妨尋求信任的支持對象，例如家人、伴侶、師長、朋友，請他們站在旁觀與陪伴的角度，隨時提醒你，借力使力能夠幫助你順利度過習慣建立期，一旦自我檢視習慣建立，你就能很快察覺自己的個性弱點與缺失，及時矯正過來。

調整生活作息

每天用餐、運動、睡眠的日常生活作息，一定要有規律性，《黃帝內經》提到，「起居有常」，意思是說，我們起床睡覺等作息，以及日常生活各方面都要有一定的規律性，而且這規律必須符合自然界和人體的生理常度。也就是該睡的時候要睡覺，不能白天睡覺晚上工作；該吃飯的時候也要吃飯，不能餓一餐飽一餐。如果你的生活型態違背了自然界的規律，會打亂生理時鐘，使得自律神經失調。

餐餐均衡飲食

飲食方面除了三餐定時定量，還要注意飲食內容的均衡性。每天每餐都要均衡攝取六大類食物，包括全穀雜糧類、豆蛋魚肉類、蔬菜類、水果類、油脂及堅果、奶類等等。不能過於偏嗜某一類食物，也不要吃得過於油膩、辛辣、重口味，這些都是會引起健康隱憂的不良飲食習慣，身體長期負荷過重，也會導致自律神經失調。

讓身心有喘息機會

現代人的生活過於緊湊、忙碌，對於身心都是沉重負荷，長期下來對於自律神經的平衡影響很大。因此，在工作之餘也要讓自己有適度的喘息機會，放假時就專心放假休息，不要把工作帶回家。承認自己有須要喘息與協助是很重要的，現在人大多很ㄍㄧㄥ，對於身心不堪負荷都不敢表達，以至於最後壓垮自己的身與心。身體許多健康問題是不可逆性的，如果過於好強而不讓身體喘息，一旦身體不適從功能性問題演變成器質性問題，那就很難回頭了。

適度的藥物輔助治療

自律神經失調的初期，症狀少、程度輕，大多從建立正確的日常生活習慣著手便可獲得改善。不過一旦症狀複雜，或是影響日常生活、工作時，就必須尋找專業醫師協助，配合適度的藥物來解決不適症狀，例如胃酸逆流、胃痛等，須要配合藥物治療，來緩解不適症狀。如果失眠、焦慮、憂鬱等症狀嚴重，也要配合鎮靜安眠、緩和情緒的中藥來改善。

自律神經失調大問哉

Q：自律神經失調到底要看哪一科？

A 自律神經失調是現代非常普遍的問題，但是因為症狀表現非常多樣，有很多症狀也不是十分嚴重，許多患者都說，已經不舒服很久，以為可能是最近比較累，或以為感冒、吃壞肚子。如果已在生活、飲食等方面做改正，且經過休息之後都沒有改善，建議儘快就醫。

由於自律神經失調影響廣泛，症狀又經常變來變去，難以捉摸，建議你可以找家醫科，或是一般內科，做一個初步的檢查，以確定是否因為疾病造成這些不適症狀。

一般來說，**自律神經失調並沒有專科門診，它也不屬於神經科或精神科，你只要經過相關檢查，確定這些身心症狀並非疾病造成的，那麼家醫科、內科、中醫都是你可以選擇的科別。**

Q：中醫可以治療自律神經失調嗎？

A 中醫不論是診斷或治療，講求整體性、差異性，對於自律神經失調也是一樣的，必須綜合每個人長期以來的個人體質、後天致病因素，以及當下的生命週期與健康狀態，不同的因素綜合判斷，才能加以確診，同時找出相應的治療對策。

由於中醫論治是採「辨證」的方式，所以對於自律神經失調這類症狀複雜的問題，有很好的療效，比較能夠找到根本原因去調整。

其實**人體的自律神經系統有一個很重要的樞紐，可以用以平衡交感神經與副交感神經。這個樞紐，用中醫觀點解釋，就是「心陽」**。換句話說，只要心陽充足，身體的自律神經就能維持平衡，因為自律神經失調所引起的惱人症狀，例如頭暈、心悸、便秘等，只要心陽恢復，這些不適症狀也會自動消失。

許多影響「心陽」的關鍵因素，其實就存在於生活周遭，舉凡吃飯、睡覺、運動等，都可能影響心陽。所以，我們只要在日常生活，好好落實「保護心陽」的工作，即使不吃藥，自律神經失調也會明顯地改善。

Q：自律神經失調可以檢查出來嗎？

A 目前並沒有針對自律神經失調的檢查，通常是針對症狀來做檢查，同時利用「刪除法」來盤查。舉例來說，如果出現胸悶、心悸、盜汗、失眠、胃痛等現象，可能就須要做心臟功能檢查，以排除是否為心臟疾病，同時可能要做胃鏡，看看是否為胃食道逆流造成的問題。在確認沒有所謂器質性的病理變化，可能就要做抽血檢查，查看賀爾蒙變化，已判定是是否為內分泌系統出問題。

Q：自律神經失調須要長期服用藥物嗎？

A 一般來說，除非已經出現會影響日常生活、工作的嚴重症狀，自律神經失調不一定須要用藥，就算用藥也是短期的，只要不適症狀治癒，就不須要用藥。舉例來說，如果一緊張就胃痛、胃痙攣，造成消化不良，引起胃食道逆流，這時候可能須要服用一些恢復腸胃蠕動的中藥，如果針對緊張來源學會調適，胃部不適症狀改善，已無胃酸逆流問題，在醫師建議下藥物就可以停用。

Q：自律神經失調能夠根治嗎？

A 自律神經失調是非常典型的文明病，是現代亞健康族群最容易產生的健康問題。這問題大多與生活型態、壓力有關，只要能夠找到致病因素，並且接受、面對問題，自律神經失調是可以根治的。

自律神經失調其實只是一個身心負荷過重所發出的警訊，並非疾病，在尚未演變成器質性病理變化之前，都是可逆轉的。雖然自律神經失調的症狀變化多端，容易讓人覺得心力交瘁，其實，只要確定不是器質性疾病，並且找到壓力源，根治自律神經失調絕對是有可能的。

第 2 章

一切都是心臟惹的禍

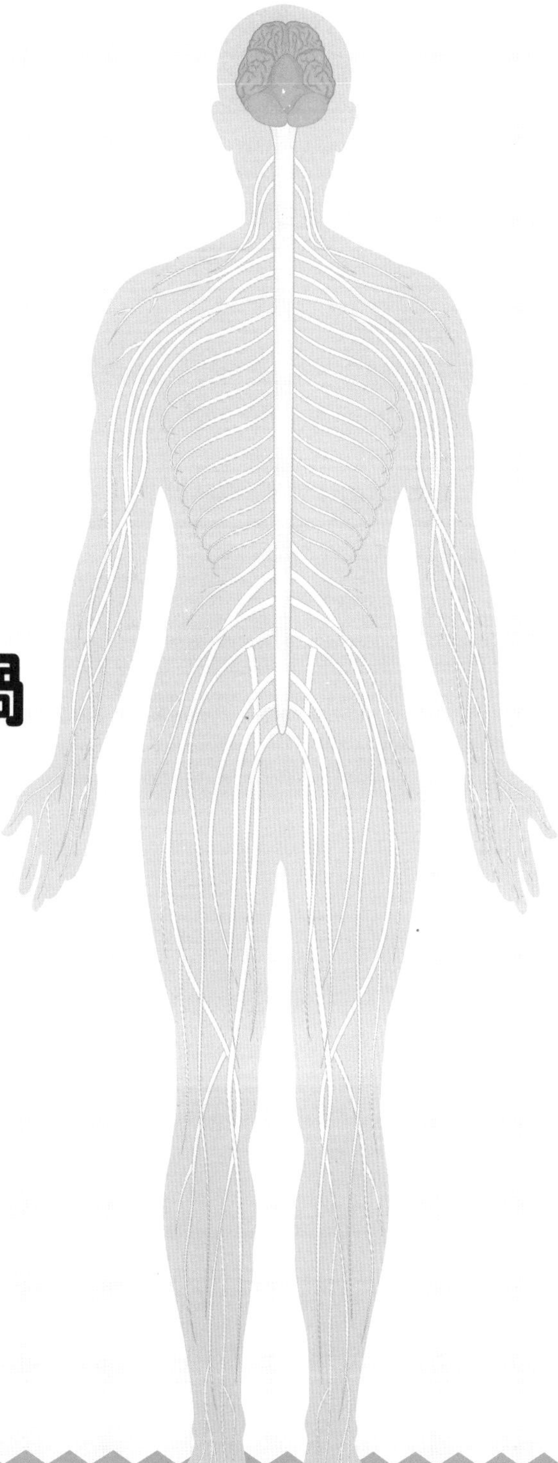

過去一般人對於自律神經失調的認識並不多，大多把焦點放在神經系統的失調，以及受到波及的器官所表現的症狀。

事實上，**從中醫觀點來看，自律神經失調與「心」的關係密切**。中醫的「心」不單是西醫所謂心臟血液循環方面的功能，還包含所謂大腦（意識、神智、思維等）的功能，若從這樣的角度來看，自律神經與「心」大有關聯，而自律神經失調可以說都是心臟惹的禍。

每當在臨床跟患者提到他的心臟出現問題，大多數人都不能理解，往往要花很長時間交待來龍去脈解釋清楚，可是一旦明白箇中道理，又能配合中醫療程，大多能將自律神經失調問題順利擺脫。

有位患者陳先生是一位貿易商，經常須要到處旅行，不但三餐飲食不正常，交際應酬喝酒更是免不了。前一陣子來門診，臉上有明顯的倦憊感，抱怨最近幾個月每到晚上睡覺時，發現自己無法躺平，只要一躺平，胸口就像被一顆大石頭壓著，完全無法呼吸，但是只要坐著就沒事。剛開始，找過西醫胸腔科，肺部的檢查是正常的；再來找心臟內科，心臟的檢查也顯示正常；再來找胃腸科，發現有胃食道逆流。可是服用藥物卻沒有明顯改善，晚上仍然胸悶不好睡，最後醫師還開立抗焦慮藥，胸悶才略有改善。不過服用抗焦慮藥之後，發現會造成注意力不集中，影響工作和生活，於是決定尋求中醫治療。

這類型個案在我們門診經常遇到，大多是長期承受過大壓力，以及作息紊亂，逐漸累積出來的健康問題，如未及時處理，很可能會演變成器質性病變，像陳先生若沒有適當治療，就很有可能會變成心臟病、胃潰瘍等疾病。

針對像陳先生這樣的患者，中醫一向採用「辨證」的方式做全面性治療，根據他的臨床表徵做綜合判斷及處置。

長期下來，發現臨床上這類患者，有許多共同症狀，例如腸胃脹氣、胃酸過多、便秘、頻尿、殘尿感、解尿困難，同時又容易有胸悶、心悸的現象，感覺腸胃道、心臟、肺部都有問題，如果照西醫採分科治療的方式，確實會同時要看很多科別，而且不見得能徹底解決問題。

臨床多年實務經驗發現，許多胃下垂患者的症狀表現與自律神經失調類似，胃下垂又和「心陽不足」有關，於是採用針對心陽不足的治療策略，發現這些患者的症狀都獲得非常好的療效，連帶解決了他們長期失眠、疲倦的困擾，白天的體力、腦力也都逐漸恢復，甚至有些已在服用身心科的抗焦慮藥、抗憂鬱藥、安眠藥物的患者，也都逐漸減少藥量，更有些人已經可以停藥。

從「胃下垂」到「心陽不足」再到「自律神經失調」，這些證型之間的緊密關係，讓我們意外發現，西醫一直引以為頭疼的自律神經失調，從中醫角度是這麼容易就能擺平。中醫看診因為不執著於專科病名，所以會去尋找生病的源頭，不因為頭痛就醫頭，腳痛就醫腳。醫生看病其實很像在走迷宮，你越近看，越容易深陷其中；但如果你故意往後退幾步，很宏觀地看待這個身體，不局限在某個症狀，反而越容易找到真正的病原，尋到真正的出口。

原來「心臟無力」會導致自律神經失調

臨床上經常有自律神經失調的患者會問我，為什麼他會罹患自律神經失調症而別人卻不會？

從中醫的角度來看，自律神經失調症是非常容易診斷出來的，而且往往與「心」有關。看到這你一定會問，既然是自律神經失調，不是指「神經」嗎？怎會和心臟扯上關係呢？

我將提供你不同於西醫的病因觀點，讓你一次性徹底解決自律神經失調的困擾。

從西醫的角度，認為自律神經失調是交感神經、副交感神經這二個神經系統產生亢進或低下的功能紊亂所導致的一連串身體症狀。常見的症狀，有焦慮不安、注意力不集中、頭暈、頭痛、視力模糊、耳鳴、吞嚥困難、脹氣、便秘、全身痠痛、失眠等。

上述症狀，從中醫角度來看，都與「心」有關。在中醫診斷下，在面對一個抱怨全身不適，言談顯露出焦慮不安的患者，心中大概就有個底，這應該是一位因為心臟無力導致自律神經失調的患者。

不過，在臨床上有許多患者一聽到我說「你這可能是心臟不好引起的」，通常第一個反應就是「我沒有心臟病啊？」，而且到西醫去做心臟功能的相關檢查，通常心電圖、心臟超音波等儀器檢查，報告往往是正常的。這究竟是怎麼一回事呢？而且自律神經怎麼會和心臟力量有關呢？

中西醫看「心」大不同

中西醫在許多的生理解剖名詞解讀是不一樣的。以西醫的觀點，心臟是指我們身體內那個實質的心臟與周邊相關構造，所以西醫所指的心臟疾病，指的也就是這個實質的心臟發生構造的異常而產生功能異常，例如心肌梗塞、心室肥大、二尖瓣脫垂、心律不整等，而這些問題往往在相關的檢查是看得到數據上的變化，所以西醫在診斷心臟疾病都必須參考這些臨床檢驗報告。可是，在心臟功能出現異常甚至是器官產生病變之前，一切檢驗數據正常，就代表你心臟沒問題？是個健康的人嗎？那倒不盡然，我們從中醫角度來看看就能明白。

中醫學對於人體器官的分類很簡單，就是肝、心、脾、肺、腎五臟，以及膽、小腸、胃、大腸、膀胱、三焦等六腑，你一定會說，我們體內器官明明不只這十一個。沒錯，過去中醫對於生理解剖確實有相當的侷限性，可是，中醫將這些臟腑的功能也囊括，所以在中醫的臟腑理論裡，除了指的是實質上的器官，其實它還涵蓋了該系統的功能。

比方這裡我們所提到的「心」，除了指心臟這個有形的臟器，還包含了心的形而上意義，以及血液循環系統的廣泛性意義。所以中醫的「心」包含了身體輸送氧氣和二氧化碳的功能，也就是「心主血脈」的涵意。除此之外，中醫認為，心還有「藏神」的作用，這些在後面我們都會討論到，因為這些心臟所涵蓋的廣泛性功能與自律神經失調有著緊密的關係。

中醫「心」的生理功能

	生理功能
心主血脈	**行血**：心氣推動血液運行，以輸送養分。 **生血**：水穀精微經心火化生為血。
心主神志	**主宰**：心主神明，主宰五臟六腑功能活動。 **任務**：接受外界事物並做反應，主精神、意識、思維（類似現代「大腦」功能）。

從中醫對於「心」的認識，再回頭看看自律神經失調常見症狀，相信你一定會認同，自律神經失調確實與「心」是有關連性的。

什麼是「心臟無力」？

《黃帝內經》提到「心為五臟六腑之大主，為陽中之太陽，以陽氣為用」。

意思是指「心」是五臟六腑的中心，而陽氣是推動心臟作用的關鍵。心的陽氣具有溫暖和推動的功能，能維持人體正常的血液循環與心神精明，進而維持人的生命機能，使之運轉不停。所以「心」如同身體的「太陽」，可以溫暖全身各個角落。

心的陽熱之氣，不僅維持了心臟本身的正常搏動及血液循環，而且對於全身具有溫暖的作用。凡是腸胃的消化吸收，腎臟的排泄功能以及全身的水分代謝，汗水的調節，都有賴於心的陽氣推動。

經常聽到的「心臟無力」，就是指心的「陽氣不足」，而不單純指心臟這個臟器有問題。**當心陽不足時，直接受影響的是心臟搏動無力和全身血液循環不暢，進而使得全身生理機能失衡，包括意識、思考、腸胃消化吸收、肝臟代謝、腎臟排泄等等，都會受影響。**就好像大地失去日光的照射，萬物生長發育都會受到影響而停擺，失去欣欣向榮的氣息。

如何知道自己是否心臟無力？

心臟能維持正常的跳動，使血液循環順暢，主要是依賴心臟陽氣的推動，就如同馬達轉動須要充足的電力一樣，陽氣就是心臟搏動的電力來源。只要心臟陽氣不足，心臟的生理功能馬上就會衰退，導致血壓偏低、血液循環能力下降、氧氣輸送不足、手腳開始發麻冰冷等問題產生。

中醫檢查心臟功能是否正常，就像修理壞掉的馬達一樣，首先檢查馬達電流輸送是否正常，心臟也是如此，心臟的「陽氣」到底夠不夠身體機能運作使用，是最重要的關鍵。**心臟會出問題，通常都會先出現「心陽不足」的現象，引發了心悸、胸悶等不適症狀。**

經過長年的心陽不足，心臟才會出現器質性病理變化，也就是心臟結構產生異常，例如二尖瓣脫垂、心室肥大等等。

POINT

心陽不足的常見症狀：
心悸、講話無力、自汗、胸悶不適、疲倦無力、畏懼心慌、臉色蒼白、四肢冰冷。

你有血壓偏低要當「心」

通常我們到醫院看診時，第一次看診的患者通常都要量血壓和脈搏，而呈現的數字其實已經透露出你的狀況如何。一般而言，正常人的收縮壓約為一百二十毫米汞柱，舒張壓為八十毫米汞柱，脈搏約為每分鐘七十次左右。

可是呢，**「心臟無力」的患者，往往收縮壓落在一百毫米汞柱以下，舒張壓可能在五十至六十毫米汞柱之間，**而且他的**脈搏跳動偏快，大約是每分鐘八十至九十次。**從這些數字可以看到一個現象，就是這顆心臟的功率是非常低的，每次跳動所提供的能量，根本不足以使血管達到正常壓力，也無法讓血液順利輸送到全身細胞器官，所以心臟只好多跳幾下。

這種代償原理很簡單，就像腿短的人和腿長的人一起散步，腿短的人一定要多走幾步，才可以跟上腿長的人的速度。

所以心臟無力的人，往往每分鐘的平均心跳數一定比正常人要快上許多，而且血壓也無法像正常人一樣維持在一百二十／八十毫米汞柱的水準。如果你屬於低血壓、心跳速率快的情形，務必要很小心，因為你已是屬於自律神經失調的高發族群。

你有旅行腸胃症狀要留「心」

許多人只要一外出旅行，馬上就會有便秘困擾，有人戲稱，不是會認床而是會認馬桶。如果你有這樣的困擾，要留心是否有「心臟無力」的問題。

一般人覺得出國排便異常是正常狀況，以為可能是時差、緊張、飲食內容改變，其實這種因為環境改變造成腸道紊亂所引起的便秘或腹瀉，就是很典型的自律神經失調所引起。

心陽充足的人腸道蠕動、消化吸收能力自然正常，也不會出現這些自律神經失調引起的腸道問題，所以要徹底解決大腸激躁症、旅行者腹瀉等問題，只要將「心臟無力」的問題改善，這些腸道不適狀況不須要用藥也能順利擺脫。

「心臟無力」為什麼會引起自律神經失調呢？

要了解心臟無力與自律神經失調的關係，一定要先了解血液循環與細胞氧氣能量的代謝過程，以及自律神經如何傳遞訊息和維持神經細胞膜電位的穩定。

「心臟無力」導致自律神經失調，其實是一連串的骨牌效應。

許多先天或後天的因素導致心力量不足，使得血液循環變慢、停滯，血液中含氧量不足，周邊組織器官得不到充足氧，身體長期缺氧會變酸化，酸化的結果會使細胞間混亂水腫，造成細胞離子通道無法運作，最終導致神經細胞膜電位不穩定，使得交感和副交感神經系統失去聯繫，造成生理機能異常。

血液循環與細胞代謝

身體的細胞代謝很簡單，就是食物＋氧氣↓能量＋二氧化碳＋水，不管今天你吃的食物是碳水化合物、蛋白質還是脂肪，都是要經過這樣的細胞代謝過程，才可以產生人體所需的能量。

當身體要進行代謝過程時，最重要的就是氧氣。相對的，當細胞產生能量時，也一定會產生廢棄物，如二氧化碳和水。無論代謝所需的氧氣，還是細胞排出的二氧化碳，都須要一個很好的系統來輸送，那就是血液循環系統。

正常的血液循環系統，可以將細胞所需的氧氣送進來，將細胞不要的二氧化碳帶走，這就是完美的細胞代謝，而產生的能量，則可以用來維持神經細胞膜電位。

細胞缺氧與組織水腫

當我們出現「心臟無力」時，全身血液循環一定變得緩慢，首當其衝的便

【圖 8】

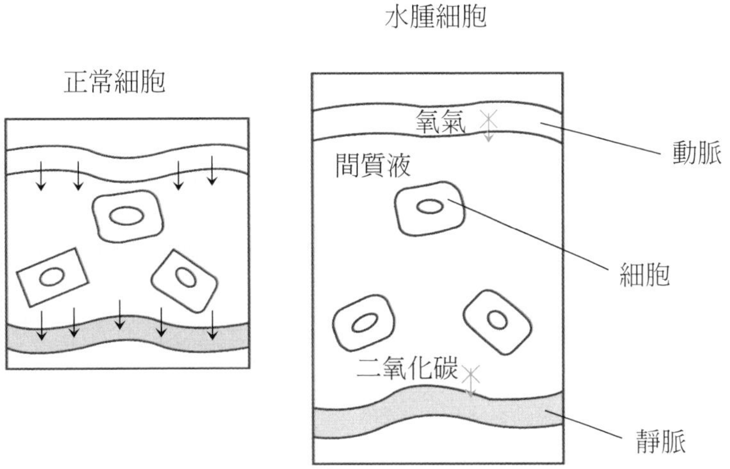

細胞水腫，間質液變多，氧氣進入細胞不易，二氧化碳也不易排出。

是細胞的代謝受影響。血液循環緩慢產生的影響有兩點：

1. 當身體代謝過程所需的氧氣不夠時，攝取的食物便無法有效的轉變成能量，甚至必須進行「無氧代謝」，這樣下來，不僅細胞無法產生足夠的能量，甚至還會產生許多有害物質，例如乳酸等等。

2. 當細胞代謝生成的二氧化碳，無法在第一時間送出細胞時，二氧化碳會在細胞間質與水分作用，產生許多碳酸

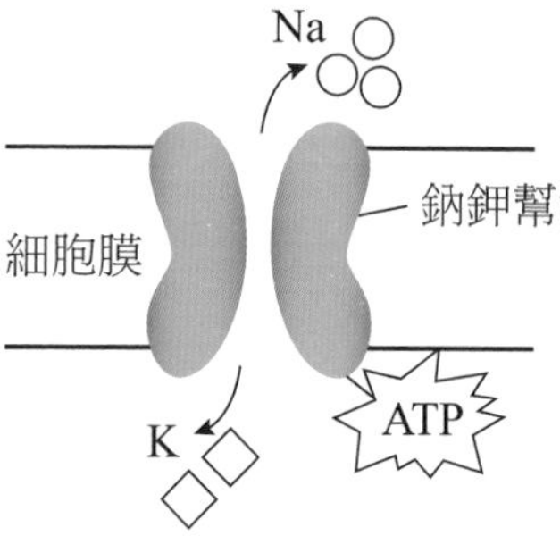

【圖9】離子通道

根，這會使得細胞間質變成酸性，以及提升細胞間質的滲透壓上升，進而造成細胞間質水腫。

細胞間質水腫的惡性循環

當細胞間質開始水腫時，對於血液循環不利的情況，就是氧氣和二氧化碳就會變得更難以進出細胞膜，因為細胞間質多了許多碳酸水，阻擋了氧氣和二氧化碳的運行（見圖8）。當氧氣難以進入細胞時，細胞就無法產生足夠的能量；當二氧化碳在細胞間質數量增加時，細胞間質便有更多碳酸水產生，形成一種「惡性循環」。此時，除非心臟能夠恢復陽氣，增加氧氣與二氧化碳的運輸，否則情況會一直惡化下去。

【圖 10】正常細胞動作電位及休息膜電位

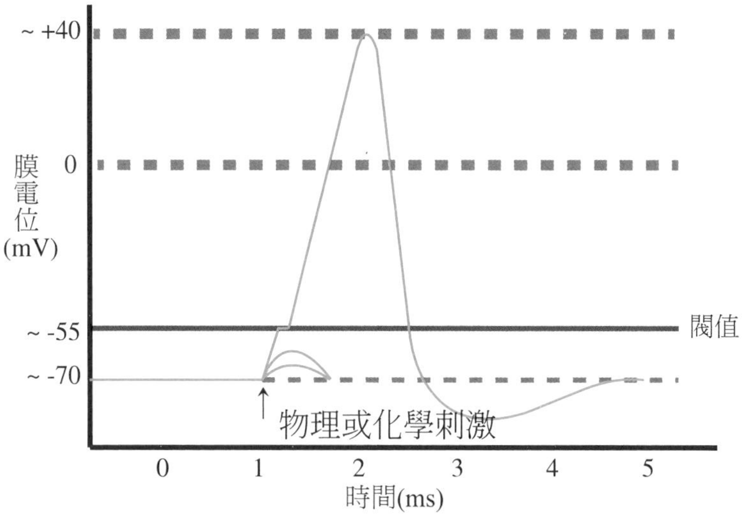

神經細胞膜電位與神經系統傳遞訊息

神經細胞傳遞訊息主要依賴電流的傳導，就像電燈的開關，一開一關之間可以讓大腦或是自律神經來控制生理機能的運作。神經細胞的電流是藉由「細胞膜電位」的變化來產生，而細胞膜電位則必須透過離子（Ions）的通透產生。在神經系統中兩個重要的離子，分別為鈉（Sodium）、鉀（Potassium）離子，這二種離子都是帶正電。

神經細胞外圍有細胞膜包覆，這些離子幾乎無法通過細胞膜，必須藉由細胞膜上特殊的離子通道（Ion Channels）才能內外流通（見圖9）。

這些離子通道擁有類似幫浦的功能，能將鉀離子帶進細胞內，並將鈉離子排出細胞外，這樣一來一往，細胞膜內外就產生了負七十毫伏特（-70mV）的細胞膜電位，也就是說細胞內的電壓要比細胞外的低七十毫伏特，而細胞膜內外正負離子的濃度差異所產生的電位差，就是所謂「細胞膜電位」。

當神經細胞受到刺激時，原本的鈉離子和鉀離子便由離子通道互換位置，鈉離子跑到細胞內，而鉀離子離開細胞，這樣反向的進出。會使得神經細胞膜電位由原本細胞的休息電位（-70mV）提升至約負五十五毫伏特（即「閥值」）時，進而產生一個「動作電位」，這時細胞膜電位可以達到正四十毫伏特。這一連串的電位變化，便可以創造出「電流」將訊息傳遞出去。（見圖10）

一般來說，神經膜電位越靠近閥值，越容易誘發神經訊息發生；神經膜電位遠離閥值，則不容易誘發神經訊息。

細胞膜電位異常與自律神經失調

在神經傳遞訊息上，鈉、鉀離子的進出顯得很重要，而鈉、鉀離子的進出必須依賴良好的能量代謝來維持。一旦身體缺氧或是細胞水腫，離子通道（Ion Channels）功能就會失常，鈉、鉀離子便無法自由進出細胞膜，這樣神經細胞傳訊息馬上出問題。

細胞之所以要一直產生能量，主要用於維持身體生理機能運作，而神經細胞的離子通道就是其中一項很重要的項目。自律神經之所以能聯繫許多器官運作，便是依賴正常的細胞膜電位來傳遞訊息，倘若離子通道因為心臟無力造成能量不足，無法維持鈉鉀離子的正常濃度，細胞膜電位會因此而崩盤，有可能變得更敏感，也可能變得更遲鈍。這樣就可以解釋為什麼自律神經失調的患者，可以同時出現生理功能亢進或生理功能低下。

為什麼心臟會無力呢？

心臟的功能像幫浦，透過收縮加壓可以將血液運送至全身器官及組織，如果結構發生問題，心輸出量無法供應全身組織器官及代謝所需，西醫稱為「心臟衰竭」。心衰竭與我們這裡所談的「心臟無力」一樣嗎？

中醫認為，心臟會無力，主要是因為心臟陽氣不夠。

陽氣不足的原因有兩種，一種是先天不足，另一種是後天失調造成。有人是天生就陽氣不足，有的人是後天作息失常、飲食失當及疾病因素使得陽氣消耗過多，造成陽氣不足。無論何種因素，只要心臟陽氣不足，自律神經失調就容易發生。

先天心無力

先天性的心臟無力，其實和現在認知的先天性心臟病其實不太一樣。西醫所說的先天性心臟病是一種常見的先天性畸型，心臟的腔室、瓣膜、血管發生了構造上的異常，本身容易產生呼吸困難、餵食困難、生長發育遲緩及四肢浮腫等症狀，其比例約占所有嬰兒的千分之六至八左右。而**中醫認為的先天性心臟無力，不是指心臟構造異常，而是指天生心臟的陽氣不足，進而產生了心悸、講話無力、自汗、胸悶不適、疲倦無力、畏懼、心慌、臉色蒼白、四肢冰冷等現象。**

先天性心臟病中西醫區別

	原因	症狀
中醫	陽氣不足	心悸、講話無力、自汗、胸悶不適、疲倦、畏懼、心慌、臉色蒼白、四肢冰冷
西醫	心臟的腔室、瓣膜、血管構造異常	呼吸困難、餵食困難、生長發育遲緩及四肢浮腫

心陽不足的人，其實從一個小地方就可以觀察出來，就是比較容易受驚嚇。

你是否曾經被突如其來的巨大聲音嚇到呢？比方同樣在一個房間裡，房門突然被用力關上，「碰」的一聲，有的人受驚嚇反應較大，有的人反應較小，為什麼呢？那些比較容易被這類聲響嚇到的人，就是屬於「心臟無力」一族。一個陽氣充足的心，應該像一顆穩固的巨石一樣，八風不動，不易受外在環境影響；反之，一顆缺乏陽氣的心，就會像牆頭草一樣，聞風就動。

後天心無力

後天性的心臟無力，是現今社會的文明病，因為追求財富和功名，而疏於保養自己的身體，心臟也是如此。

近幾年來，明顯感受到越來越多年輕人因為自律神經失調而就診，其中屬於先天性心臟無力的患者只占一至二成，其他八至九成的年輕人怎麼了？為什麼年紀輕輕地心就出問題呢？

以中醫的角度，其實大多數的人先天上心臟都是健康的，陽氣都是充足的。既然大多數人的心臟如此健康，自律神經失調應該很少見，可是事實卻是相反的。這麼多人飽受自律神經失調困擾，一定是心臟陽氣被迅速破壞，哪些事情會破壞心臟陽氣呢？

1. 不當的飲食，例如過度依賴咖啡提神，或是為了控制體重，米食類攝取減少。
2. 破壞心臟溫度，例如夏天冰品冷飲吃太多，過度依賴冷氣空調，過食生冷食物。
3. 工作勞心勞力，耗損心氣，心力交瘁，造成心臟「未老先衰」。
4. 生病後體力虛弱，甚者生病卻醫療失當，白白耗損過多陽氣，最為可惜。

什麼樣外表的人天生比較容易心臟無力呢？

身材修長的人，越容易心無力？

如果說瘦高型的人容易有心臟無力，那是不是身高越高的人，越容易自律神經失調，而個子矮小的人就相對安全？不是這樣分類的。所謂身形修長，並不是說身高多高以上，腿長多長以上，而是一種「身材比例」。身材可以依比例分為中等、修長及矮胖三種，其中身形修長的人，即使是身形不高，但是**身材比例上細細瘦瘦（即中醫所謂「木行人」），就是屬於天生容易心臟無力的人。**

若要解釋為何身形修長的人，容易心臟無力，主要跟體力有關係。因為身形越修長，氧氣輸送、廢物代謝等等越耗能量，也比較容易出現體力不足，所以面對同樣的工作量，高瘦的人容易顯得疲倦。

因此，身形修長的人在讀書、工作時，要比其他體型的人更注重休息，若是一直忽略疲勞的警訊，自律神經失調很容易找上門。

POINT

若是身材屬於這類型，又有一些疑似症狀出現時，要特別留意是否有心臟方面問題，求醫時不妨從「自律神經失調」這個方向去思考。

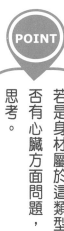

指甲也可以看出心無力？

身體筋骨強壯，心臟自然有力，這點是無庸置疑的。而筋骨強壯與否，可從指甲的狀態來判定。中醫認為，指甲為「筋之餘」，意思是指甲可以反映筋骨虛實狀況。**凡筋骨健壯者，指甲多為堅韌，光滑有色澤；筋骨衰而無力者，指甲大多薄軟，粗糙無光彩。**所以從指甲的質地，可以觀察出這個人的身體健康，而且指甲還可以告訴你是否屬於天生心臟無力的人。至於是從指甲顏色、軟硬度，還是形狀呢？答案是「**指甲形狀**」。

我相信女孩子大多羨慕別人手指細長、指甲修長。不過，修長的指甲就跟瘦長的體型一樣，表示越容易成為心無力一族喔。而且這種心無力通常是遺傳性的，所以當你的指甲屬於修長型的，往往父母親也是這類修長指甲。

從臨床觀察發現，如果**指甲的形狀是扁扁寬寬的，像個正方形，多半心臟功能較正常**。相反的，若是**指甲屬於長型，像長方形，而且從側面觀察，甲面出現明顯的彎曲弧度，通常較容易產生心臟無力。**

POINT

若是有心血管疾病家族史的人，不妨觀察一下家人與自己的指甲型態是否屬於這類形狀，如果是，就應多留意心臟方面及自律神經問題。

心臟無力是吃出來的

日常生活當中有許多行為都可能造成「心臟無力」，生活作息不正常會造成心臟無力，錯誤的飲食習慣也會造成心臟無力，這些不良習慣都是現在人最常犯的錯誤，這也是亞健康族群產生自律神經失調最主要原因。

咖啡因是自律神經失調主要的殺手

咖啡是現在上班族最常喝的提神飲料，幾乎人人上班都要來上一杯，「喝杯咖啡」也已成為人們聚餐約會的代名詞，「咖啡文化」是否正是自律神經失調逐漸年輕化、普及化的原因呢？

咖啡因是一種中樞神經興奮劑，存在於許多飲料裡面，例如咖啡、綠茶、紅茶、烏龍茶、可樂等，它可以迅速提神和解除疲勞，可以在短時間內提升大腦的專注力。一杯咖啡的代謝時間約須三至四小時，換句話說，當你早上八點上班前喝了一杯咖啡，確實可以在十一點之前提升你的專注力和體力。但是過了這樣的作用時間之後，你原本的疲勞感和體力不夠的事實，還是會呈現出來，甚至還會更疲倦，為什麼呢？

很簡單，我們做個比喻，原本身體就很虛弱的人去跑步，因為體力不夠跑不快，使用興奮劑幫助他跑快一點，可能會出現不錯的效果，但是，跑步運動之後是否會讓他的虛弱更加嚴重呢！這時候，這種外在輔助的興奮劑究竟是幫他還是害他呢？其實，咖啡因的作用也是一樣的道理，今天你因為熬夜加班，造成休息不足，隔天再依賴咖啡提振你精神，上午可能有用，可是到了下午、晚上你就要付出代價了，往往會比早上剛睡醒更疲倦，甚至變得更虛弱。

咖啡因對心臟的作用就是將僅存的陽氣，在短短的幾個小時爆發釋放出來，但是接下來的一整天只能很無力地跳動著，簡單來說，就是預支了你心臟的陽氣，最終變成一種惡性循環，使得心臟越來越無力。

心臟無力是自律神經失調的主要原因，所以有自律神經失調現象的人千萬不要吃喝含有咖啡因的飲料、食物，否則你原本只是為了解除疲勞，最終卻耗盡了心臟的陽氣，得不償失啊。

衛生福利部建議，每人每日咖啡因攝取量以不超過三百毫克為原則。

類別	項目	份量	咖啡因含量（毫克）
咖啡類	過濾式或煮式咖啡	150 c.c.	100-150
	Espresso 濃縮咖啡	45 c.c.	80-120
	煮的低咖啡因咖啡	150 c.c.	3
	即溶咖啡	150 c.c.	60

茶類	即溶紅茶	150 c.c.	30
	全發酵紅茶	150 c.c.	50
	半發酵烏龍茶	150 c.c.	30-40
	綠茶	150 c.c.	20-30
飲料類	可樂	360 c.c.	45
	無糖巧克力	30 c.c.	35
	巧克力粉	1湯匙	10
	可可粉	1湯匙	11

米飯（五穀）是拯救心臟陽氣最重要的食物

如果用汽車比喻成人體，人體的心臟就如同汽車的引擎，汽車引擎須要汽油的燃燒才可以一直轉動，心臟也是須要米飯（五穀）作為燃料，才有動能可以持續運作。

人如果沒有攝取足夠的米飯（五穀），心臟為了維持正常的跳動，這時就會動用體內其他臟腑的陽氣來應急，這樣不但會妨礙其他臟腑的正常運作，而且也支撐不了多久。

五穀類食物，包含白米飯、麵食，都是吸收大自然的精華而茁壯，所以不論是身在南方地區的米飯類，或是北方的麵食類，攝取當地應時的主食，就是吸收天地的四時精華。

現代人過於強調身形曲線，尤其是年輕女性為了減肥，往往不吃澱粉類食物，以為只要限制熱量就能瘦身。事實上，身體的運作，尤其基礎代謝率的維持，必須要有足夠的熱量，更要有均衡的各類營養素，單靠一種食物（比方蛋白質減重、水果類減重），很容易造成營養失衡。尤其**心臟的動力來源主要靠澱粉類，澱粉類食物經過消化後轉化成碳水化合物，可以供給心臟足夠的陽氣，這是其他食物無法做到的。**

請養成細嚼慢嚥的習慣

細嚼慢嚥是一個重點，不管你今天吃的食物多麼健康，還是要經過消化這一關才能被身體吸收、利用。你想想如果食物沒有經過牙齒好好的咀嚼而吞下去，那腸胃勢必要將食物從大塊大塊的情形下，慢慢地分解消化。那比起經過仔細咀嚼而吞下去的食物碎塊，所需要的消化時間一定會多很多，這樣會產生一個結果——食物不停的累積，進而讓身體產生上火的現象。

一般我們所認知的上火現象，包括異常口渴、口腔潰瘍、眼睛乾澀、眼睛出血、青春痘、牙齒浮腫等等，其實這些都是來自於食物過份囤積在腸胃道引起的，也就是真正引起上火症狀的原因是暴飲暴食。

所以好好咀嚼消化食物，這樣才是避免上火症狀的不二法門。這樣比起坊間一般人暴飲暴食後，又拚命喝青草茶或是椰子水來降低火氣，才是更有意義的。

體溫是心臟陽氣的重要指標

中醫認為，「心為五臟六腑之大主，為陽中之太陽，以陽氣為用」，心的陽氣具有溫煦身體的功能，能維持人的生命機能，使之運轉不停，所以「心」就像是身體的「太陽」，可以溫暖全身各個角落。

中醫所提到「心臟無力」，就是指心的「陽氣不足」。心臟溫暖身體的功能若是減弱或喪失，就好像大地失去日光的照射，萬物沒辦法好好生長，失去光合作用的植物可能會營養不良或是生病。身體也是一樣，失去心臟的溫煦作用，各組織器官的平均溫度下降，則各項生理機能變得遲緩。

檢視身體的體溫，可以得知心臟陽氣是否充足。**一般健康的人，體溫大概維持在攝氏三十六．五至三十七度之間，如果體溫偏低的人，體力也比較差。**根據研究顯示，當體溫下降一度，免疫力會下降大約三十％，若**從中醫觀點看，當你體溫下降時，對身體機能的衝擊，首當其衝就是「心」，心的溫度不夠，**

就會造成中醫所謂的「心陽不足」。通常心陽不足的人，會出現手腳冰冷、臉色蒼白、胸悶不適、爬高易喘、頭暈、心悸、自汗等症狀，而且還會影響睡眠、排便，造成失眠、排便異常（便秘或腹瀉），這些症狀是不是跟自律神經失調一樣呢？只是很單純的體溫降低，就可能引發這麼多問題。

所以，體溫是治療心臟陽氣的重要指標，只要你的心臟陽氣充足，你的自律神經就能正常運作。

為什麼不能喝冰的東西呢？

按照正常的身體機能，我們的體溫大約會維持在攝氏三十六・五至三十七度之間。嚴格來說，只要是比體溫低的東西，都會破壞體溫的恆定，使得平均體溫下降。

所以你今天喝白開水，室溫下喝和冷氣房喝，對身體就是有不一樣的影響。因為戶外的白開水溫度可以到三十幾度，跟體溫落差不算大，但是冷氣房的白開水大約是二十幾度，這樣就跟體溫有明顯的差距，這樣的涼水是很危險的。

有些人很天真的以為把冰水含在嘴巴裡，等一下子再喝進去，就不算喝冰的。事實上，口腔也是身體組織的一部分，口腔黏膜也有很多溫度感受器，一旦進入口中的飲食溫度較低，過一會兒，全身的體溫也會跟著降低。

以前農業社會，冰品、冰飲沒有那麼普及，所以大家也都習慣喝常溫水，可是現代人因為購物的便利性，到處都可以買到冰飲，也習慣冷氣空調，越來越不習慣夏天的熱，總喜歡喝涼的來降溫，這些都是造成自律神經失調人口遽增的原因。

茶類、瓜果類也會導致自律神經失調

心臟無力在中醫觀點是陽氣不足，若用現代化語言，就是體溫偏低，因此這類體質的人必須多吃溫性食物，注意體溫保持，以免造成體溫降低，加重心臟陽氣的負擔。

中醫將中藥屬性分為「寒熱溫涼」四種，食物同樣也具有這樣的特性。若是低溫族群，就不能吃寒性食物，例如茶葉類的綠茶、青茶、高山茶等，或是瓜果類的西瓜、小玉西瓜、香瓜、美濃瓜、哈密瓜、苦瓜、絲瓜、小黃瓜、冬瓜等。

「寒性」食物具有一個特點，就是溫度無法改變他們的屬性──「寒」，意思是縱使今天喝熱的綠茶，這杯熱綠茶的屬性依然是「寒性」，並不會因為用熱水沖泡而使綠茶本身的「寒氣」消失。同樣的，瓜果類也是如此，不管是喝不冰的西瓜汁，還是熱的薑絲冬瓜湯，你仍然會攝取到這類食物的「寒性」，進而使得體質產生變化。

經常有患者問我，綠茶不是含有兒茶素，對人體很好嗎？為什麼不能喝？其實，每一種食物都有它的屬性、功效，不是每一個人都不能吃這類寒性食物，而是你若是屬於「低體溫」、「心臟無力」，這類自律神經失調好發族群，就必須捨棄這類寒性食物，以免雪上加霜。

所以，你如果經常喝冰綠茶，無形中就會產生對「心」的多重傷害，首先冰飲的溫度過低，其次是綠茶屬寒性食物，再來就是綠茶所含的咖啡因，下次要選擇飲料之前，務必要多想想。

生機飲食可能是你自律神經失調的原因

近年來，人們對於食品安全越來越重視，尤其是講求養生的各種飲食方法充斥於市面上。在門診遇到一些患者，問他每天飲食狀況，都強調自己很注重養生，每天早上一定一杯現榨蔬果汁、精力湯之類，表面上看來這些都是很有營養的飲料，對於沒有時間吃早餐的人是很不錯的選擇。可是，如果對於所謂「生機飲食」的精神沒有正確認識，這可能就是你自律神經失調的原因之一。

「生機飲食」是指不吃經農藥、化學肥料、化學添加物及防腐處理或汙染的食品，而多吃未經烹煮的食物及新鮮動植物。主要重點就是尊崇自然，回歸自然，避免食用到任何化學物品，所以從植物的栽種必須是有機的，不可使用化學肥料及農藥；烹調料理時，盡量不加化學調味料，以食物的天然味為主。

這種飲食方式的立意是非常好的，我也很喜歡吃新鮮時令的食物，因為真的很好吃。然而，生機飲食大多是生食，對於某些體質的人則不適合長期食用，尤其是心臟無力的人，不能長期食用低溫飲食，當然更不能喝冰飲、吃冰品。因為心臟無力的人，本身陽氣就較弱，如果又以生冷、冰涼的飲食為主，會讓體內溫度下降，加重心臟無力的現象。

不光是生機飲料，一天的第一餐也不適合吃生食（生菜沙拉）、冰飲，最好是吃溫熱好消化的食物，讓胃有一個溫暖的開始。在關注食物的成分是否有益身體時，也不要忽略食物溫度，生食、熟食必須均衡攝取，才能獲得各種營養素，像生菜沙拉、壽司、生魚片等等，這些未經過加熱處理的料理，再怎麼天然好吃，一餐吃一份生食就好，千萬不要攝取過多的生冷食物，破壞體內溫度，就容易誘發自律神經失調的發生。

冷氣怎麼吹有學問

夏天一到，家家戶戶都開始吹冷氣，但是一直肆無忌憚地吹冷氣對你的身體真的沒有影響嗎？當然有影響，冷氣也是「寒性」的東西啊，當然會破壞身體溫度，而影響「心」的力量啊。

不過，現代人已經習慣夏天吹冷氣、冬天開暖氣，四季沒有明顯分野，所以不要吹冷氣，似乎是不太可能的事情。這裡我們教大家如何吹冷氣，在舒適的生活品質和追求健康之間，取得一個平衡點。

首先，不能流著汗時吹冷氣，這是一件很重要也是大家容易忽略的一件事。當身體因為環境的高溫而開始冒汗時，代表你的毛細孔正在排汗而「門戶大開」，這時候只要一吹到冷風，所有的冷風一定會「長驅直入」灌進身體裡。這對「心」來說是一件很危險的事情，因為你讓冷氣很輕易地進入身體，體溫的恆定狀態很快就被破壞。所以，當你覺得很熱而且正在流汗的當下，應該先用電風扇降低室內溫度，等到身體的汗水慢慢停止了，再開冷氣空調，這樣才是健康的吹冷氣方法。記得喔，電風扇也不能對著正在流汗的身體吹，風扇的風一樣會直接灌入身體內。所以不管你是大熱天騎機車回家，滿身大汗，或是剛洗好澡，全身還在微微地冒汗，絕對不可以馬上進入空調冷氣房，這樣做會大大地傷害你的「心」。

如果因為生活或是工作的需要，經常進出冷氣環境，該怎麼辦呢？很簡單，先把汗擦乾，再穿上一件薄薄的外套，把冷氣阻隔在外，雖然這麼做無法完全避免冷氣的傷害，但是至少可以讓冷氣不要直接進入身體。

晚上睡覺時，吹冷氣的時間、冷氣的風量及溫度的設定都是非常重要的。睡覺時冷氣溫度應該設定攝氏二十六至二十七度，時間設定二至三小時，風量不能太強，可以再加上一個電風扇做空氣的循環，電風扇不但有助室內溫度下降，節省冷氣，也可以幫助空氣流動。

夏天睡覺之前可以先將臥室空調打開，讓室內溫度下降，低溫環境有助入眠，等到熟睡之後，體溫會下降，因此空調設定二至三小時就好，以免半夜臥室溫度過低導致生病，再者，室內溫度過低對心損害大，很容易加重心臟無力問題，應小心注意。

好好利用熱水來提升體溫

不管我們如何調整生活習慣，還是免不了會進去冷氣房，或是因為工作家庭的因素產生負面情感，而這樣的不利因素或多或少都會傷害到心臟，甚至降低我們的體溫。

那我們該如何處理呢？那就好好利用熱水吧！

第一步就是喝溫開水

對於現代人而言，常常會在冷氣房久坐不動，不管是工作還是休息，這樣的行為很容易降低腸胃道的溫度，腸胃蠕動速度降低，進而產生消化不良、脹氣或是便秘之類的問題。這一類型的不適，好好利用溫開水就能明顯改善。

該如何喝溫開水呢？重點在於大口大口的喝溫開水。

具體的建議就是平均一到兩小時要喝三百至五百毫升的溫開水，同時必須大口大口的把溫開水喝完。這樣不僅能有效地恢復腸胃道的溫度，同時也能利用溫開水喚醒腸胃道的蠕動。有消化不良和便秘問題的朋友可以試試看，既簡單又有效。

第二步就是好好洗熱水澡

身體有幾個特定的部位，經過熱水的刺激，就可以有效地恢復心臟的跳動和提升體溫。

- 腳：泡腳是最簡單同時也是大家最普遍接受的熱療。因為腳踝是離心臟最遠的地方，所以相對的體溫也最不容易維持。所以常常泡腳的話，可以有效地維持全身保持在一個健康的體溫下。換句話說，常常利用泡腳來維持體溫就是減少心臟的工作量，所以相對於其他部位熱療，泡腳很適合身體虛弱或是大病初癒的人來使用。

- 頸部：長時間工作的上班族和認真讀書的學生，常常有頸部僵硬的問題。而頸部肌肉的過份僵硬，通常會產生睡眠障礙、耳鳴、視力減退、月經失調等等問題。甚至長時間的頸部僵硬而沒有好好處理，便和高血壓、中風有相當程度的關聯。

每天洗澡時，利用攝氏四十度至四十五度的熱水淋浴後頸部，大約持續一至三分鐘，就可以有效地放鬆頸部肌肉。

• 泡澡：全身泡澡是最全面也是效果最好的熱療，但同時也必須注意頭暈的風險。

浸泡的方式是利用攝氏四十度至四十五度的熱水，浸泡全身五至十分鐘。因為是浸泡全身，所以前面提到的泡腳和頸部淋浴的效果，也會一併出現。唯一要注意的是，相對於腳泡熱水，全身浸泡熱水這需要相當的體力。當身體虛弱或是過份飢餓的時候，全身泡澡容易產生頭暈的現象，所以起身的時候要注意安全，千萬不可以貿然起身，一定要慢慢起來，如果有任何頭暈感覺，一定要馬上重心放低，避免跌倒的危險。

感冒也會導致自律神經失調

在門診遇到自律神經失調的患者，我都會問，過去是否經常感冒？絕大多數患者都很訝異，我怎麼會知道他們經常感冒呢？這也是長期下來的臨床實務經驗。因為心陽不足的人，通常都是體溫恆定常被破壞的人，所以如果是經常感冒，或是感冒總是很久才會好的人，我們都可以推測他未來很有機會成為自律神經失調一族。

感冒（風寒）是大家最容易輕忽的疾病

「百病因風起」，這是中醫看待疾病的一個觀點，意思是所有疾病都是因為「風」而引起的。何謂「風」？其實就是我們經常說的「風寒」。風寒能快速的改變身體狀況，如果連續吃冰一個禮拜，可能還比不上受一天風寒侵襲，因為風寒可以直接進入身體抑制「心陽」。

風寒對照現在名詞來講，最接近的解釋是「感冒」，但是又不盡相同。因為當現代醫學說你得到感冒時，意思有感冒病毒進入身體，造成發燒、咳嗽、流鼻涕等症狀。可是，中醫認為風寒進入身體裡面時，不一定會發燒、惡寒，而是看風寒影響到身體哪個系統，所造成的症狀也會不同。

舉例來說，當風寒進入肺部時，會造成發熱、惡寒、身體痠痛、咳嗽、流鼻水，這時候中醫說你得到感冒，沒有人會反駁。但如果「風寒」影響到胃腸系統時，造成患者一直脹氣、打嗝、食慾不振，但是沒有任何發燒咳嗽症狀，中醫也會診斷為風寒（胃腸型感冒），這與西醫觀點是有些出入的。

中醫認為，進入體內的風寒之氣，若沒有經由正確的藥物做發汗排除，那這股「風寒」將永遠留在體內，而且會在體內不斷的移動遊竄，甚至一直往體內深層鑽，當這風寒之氣到達「心」時，就會像個孫悟空的緊箍咒一樣，將「心陽」緊緊束住，這裡必須帶點想像力，意思是心陽受到約束，無法正常發揮作用。倘若這樣的情形一再地重複，風寒不斷地侵犯心陽，當心陽消耗到某種程度時，輕者會發生自律神經失調，重者就是急性心肌梗塞。

換句話說，如果**患者初期因為得到風寒而發燒、咳嗽，但是沒有看醫師或是醫師處置失當，並沒有將風寒之氣排出體外，那麼風寒就可能在體內不斷地累積。當你身體抵抗力虛弱到一定程度時，風寒甚至可以直接入侵「心陽」，**

讓你連發燒咳嗽的機會都沒有，直接讓你「心臟無力」。

再舉一個例子，你可能有過類似的經驗，就是在冬天時，明明已經睡了八至九小時以上，但是一早上班途中還是不斷的打瞌睡，這是因為風寒夾雜天冷，直接將「心陽」束住而產生的疲倦嗜睡現象。

一般人若是不了解風寒的影響力，就不會把嗜睡、脹氣這些問題，當成感冒來處理。臨床上也確實是如此，不管帕金森氏症、妥瑞氏症、胃潰瘍、糖尿病、高血壓、癲癇、紅斑性狼瘡，甚至癌症，在治療的過程裡面，若沒有考慮到「風寒」的因素，那就別想把疾病治癒，頂多只是控制症狀而已，同樣的，「自律神經失調」也是如此。

如果你發現家裡的小朋友總是食慾不振或便秘，不妨從風寒來著手。因為幾乎所有小朋友的食慾不振或是排便異常，大多是風寒影響了胃腸系統造成的。一般父母總會要求醫師開健胃整腸的中藥，幫小朋友「開脾胃」，讓孩子有食慾，其實這樣做根本就是牛頭不對馬嘴，因為問題不在胃腸吸收問題，而是胃腸的陽氣被風寒束住，無法正常蠕動。

感冒（風寒）在體內的影響，遠遠超出你的想像

要了解風寒在體內的影響，我們要先認識醫聖——張仲景先生的著作《傷寒論》。《傷寒論》的「傷寒」從字面上來講就是「傷於風寒」，這本典籍就是探討風寒在身體各個系統所造成的症狀，以及該如何處理。

張仲景將風寒對身體的影響，分為六種途徑，因而產生六種不同系統的疾病，這六種系統就叫「六經」。

六經的分類主要是根據「陰陽」理論。「易有太極，是生兩儀」，兩儀就是陰陽，而陰陽就是從太極而來的。陰陽不是一種絕對性，就是在同一時空環境下，較為活潑的就是陽，反之，較為靜態的就是陰，陰陽是一種相對存在的關係。

在陰陽的體制下，我們又可以細分為三陰和三陽，三陽分為太陽、少陽、

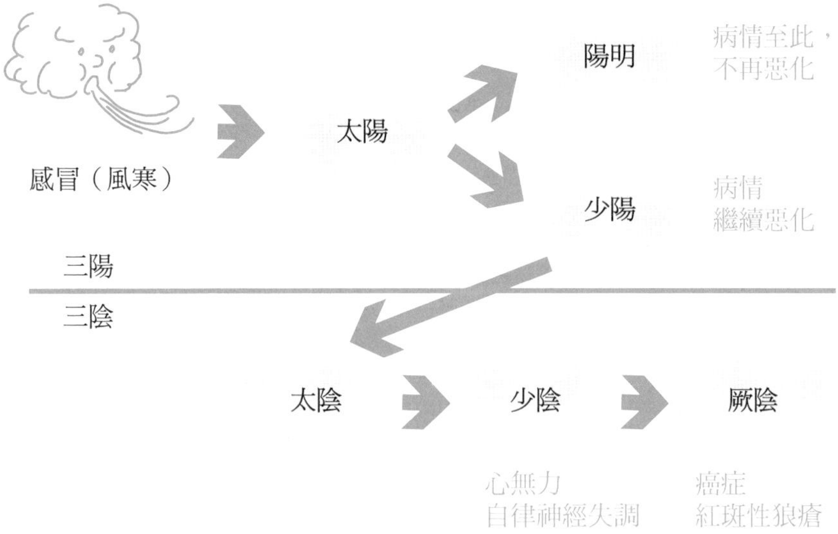

陽明，三陰分為太陰、少陰、厥陰，合稱為「六經」。

三陽經的傳變

「太陽經」是身體的第一道防線，當風寒侵入太陽經時，會有發熱、惡寒、頭痛、咳嗽、流鼻涕等症狀，如果這時候，未能徹底排除風寒之氣，風寒滯留在體內，就易侵犯身體各個系統。所以太陽經是身體很重要的門戶，風寒不論進入或是離開身體都須要經過太陽經。

當身體無法在太陽經就排除風寒時，一般體質不算差的人，風寒會進入

「少陽經」或「陽明經」。風寒進入少陽經時，會出現口苦、口乾、噁心欲吐、食慾不振等問題，這類症狀很像肝炎發作，所以中醫處理肝臟問題時，幾乎離不開少陽經。若風寒進入陽明經時，常有高熱不退的現象，同時容易口渴、一直冒汗。如果處理失當，進而影響到腸胃道時，就容易有大便困難的症狀。

當風寒進入陽明經時，就像進入死胡同一樣，會就此打住，不再往其他系統前進，這種現象對身體其實是好的。如果風寒進入少陽經時，而身體又沒有好好調養，那風寒就會順勢進入「三陰」系統。一旦風寒進入三陰系統，代表身體狀況非常不好，因為三陽系統已經無法擋住風寒，只能任風寒在體內遊走與破壞身體機能。

三陰經的傳變

三陰系統依照深淺來說，最初是太陰，中間是少陰，最深的是厥陰。

「太陰經」涵蓋脾胃系統，所以太陰經出現問題時，常常出現胃口不好、脹氣、打嗝、腹瀉等胃腸不適的症狀，這時候如果治療得當，風寒之氣是可以被逼回去「三陽」系統的。

如果你在這段期間體力沒有恢復，這時候風寒就會往下到達「少陰經」，身體的症狀就會變得非常多元。因為少陰經包含身體最重要的「心」和「腎」，少陰經受寒最嚴重的問題，就是體力會大幅度衰退，長期慢性疲勞就是少陰經的「心陽」受到風寒束住的典型表徵。

最糟糕的情況是，風寒進入「厥陰經」，那問題就大了。因為厥陰經是身體最深層的區塊，當風寒可以到達此區塊時，表示身體陰陽之間的聯繫很容易被切斷，造成「陰陽絕離」。什麼是「陰陽絕離」呢？若用夫妻來做比喻，就像夫妻之間產生很大的誤會，使得彼此一直冷戰，不願意互相溝通。在這樣陰陽絕離的情況下，厥陰經出現問題的人，會過得很辛苦，除了疾病本身的不適症狀，連帶肚子脹氣，吃也吃不下；大便不是好幾天上一次，就是一天腹瀉好幾次；整天都很疲倦，坐在客廳一直打瞌睡，但是上床卻怎樣也睡不著。這種「陰陽絕離」的情況，在許多重症患者身上經常可以看到，這些看似很基本的生活作息，對他們來說卻是很遙遠的東西。

從風寒在六經的轉移可以了解，所有的疾病都是由淺而深、由小到大、由輕到重，小毛病不處理，以後就是大問題，自律神經失調也是如此，如果在初期身體有任何不舒服時，沒有將其源頭找出來，很容易錯失治病的黃金時機。

為什麼治好感冒就能治好自律神經失調症？

從六經的理論架構下，當風寒侵犯在「太陽經」時，就是現代醫學所講的「感冒」，有發燒、咳嗽、流鼻涕等症狀。倘若風寒繼續侵犯到其他經時，症狀也會變化，因為沒有咳嗽流鼻涕這些症狀，這時就不是西醫認知的「感冒」了。所以中醫認為的「感冒」，比西醫認知的範圍更廣大，絕對不僅僅是咳嗽、流鼻水才叫感冒，只要風寒還在體內，感冒就是還沒好。

在中醫理論裡，風寒是由皮膚毛孔吹進身體裡的，要離開身體也是從皮膚毛孔離開。所以不管風寒在六經的哪一層，最有效的方法，就是將風寒一步一步推向體表，藉由流汗的方式，徹底排出體外。

所以在臨床上，若有患者發燒，無論是流行性感冒或是玫瑰疹，只要服用中藥，身上一冒汗，體溫馬上恢復正常，而且不會像服西藥一樣，體溫起起伏伏，還要服用退燒藥約三至五天，體溫才會正常。舉個例子好了，小時候我們出門淋到雨，阿嬤會馬上煮薑母茶給我們喝，說是喝了薑茶流些汗，才能把風寒逼出來，就是類似這樣的意思。

POINT

阿嬤祕方——薑母茶：

【材料】：老薑二十公克、紅糖十克、水八百毫升。

【作法】：將老薑切片，與紅糖一起入鍋中，加八百毫升水煮三十分鐘。

【滋補功效】：驅散風寒。

【適用】：感冒初期不適。

所以感冒時，服用退熱藥、抗生素、抗組織胺藥物等，將所有上呼吸道發炎都抑制下去，經過了數天，發燒、咳嗽好了，都會以為感冒痊癒了。但是事實上，這股風寒只是跑到別的地方去，造成其他新的症狀，只是原來的感冒症狀不見而已，看不見不代表消失喔。另外，提醒身為父母的，若是「心臟無力」的小朋友感冒了，服用西藥數日症狀改善了，可是你發現小朋友睡不好，或是出現食慾不振、便秘，那很可能便是風寒仍然沒有離開身體，甚至影響了「心陽」，使得「心臟無力」問題更加惡化，應及早採取正確的處置方式。

所以**絕對不能輕忽感冒（風寒）對我們日後的健康影響，唯有從保護「心陽」開始，才能徹底擺脫自律神經失調**，至於如何保護心陽，從日常生活每一個細節落實，我們下一章節將介紹「平衡自律神經的妙招」。

第3章

預防
自律神經失調
有妙招

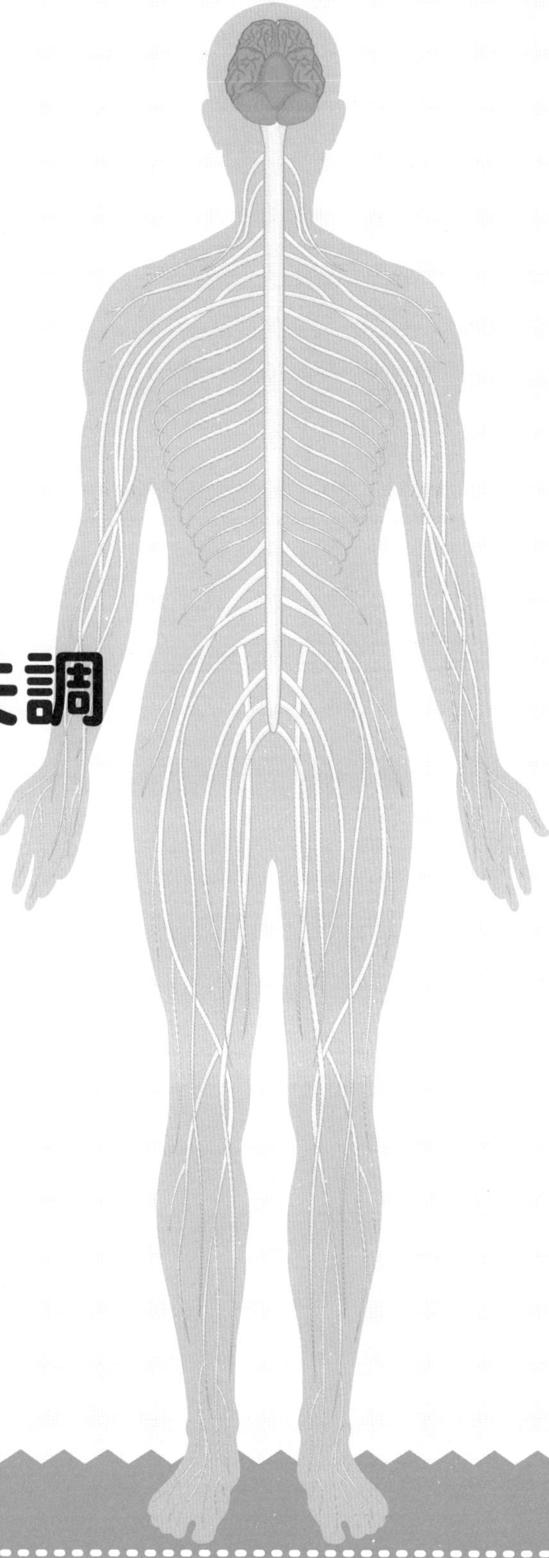

生活習慣十大招

自律神經失調的起因複雜，影響的範圍又廣，所以感覺症狀遷延不斷。其實，自律神經失調是一種很典型的「生活習慣病」，因為它主要成因還是在個人生活型態與習慣，比方作息不規律、容易受到環境影響情緒、飲食習慣不佳、缺乏運動等等。

《黃帝內經》提到：起居有常。這是調整生理時鐘最佳辦法，每天的生活作息必須規律，我們一天當中有幾個作息時間是一定要嚴守的，一是起床與上床睡覺的時間，一是三餐用餐時間，此外就是運動時間。

找到生活當中的致病因素，從根本的導因開始改變矯正，就能一勞永逸的解決自律神經失調問題，並預防向下演變成其他慢性疾病或器官產生器質性病變。

自律神經失調的原因都發生在日常生活的每一個細節裡，尤其是生活中無所不在的壓力，所帶來的情緒波動，必須從平常就做好「時間管理」、「情緒管理」，建立一套正確作息及生活習慣，才能有效杜絕自律神經失調。

POINT

NG的生活習慣：

- 作息紊亂：經常熬夜、晚睡或睡眠不足。
- 標準3C控：手機、平板不離身。
- 經常加班：不分周間、假日，不論在公司、居家，隨時隨地都在工作。
- 生活呆板單調：除了公司、住家，沒有其他空間轉換，且沒有其他休閒娛樂。。

固定時間起床睡覺

每個人體內都有一個時鐘，掌管著身體的生理活動，包含內分泌系統、消化系統、體溫、睡眠與覺醒等等。我們體內的這個「生理時鐘」，讓身體在對的時間做對的事，維持一個自然律動與節奏，這也是自律神經維持平衡最重要的環節。如果生理時鐘出現紊亂，身體各部機能失去節律性，就會影響自律神經的平衡，導致一連串不適症狀出現。

生理時鐘主要受光線影響，所以古人說「日出而作，日落而息」，依照太陽來安排作息，符合自然規律，這也是中醫「天人合一」的概念。每天按時起床、上床睡覺，該睡的時候睡，該起床時不要賴床，讓生理時鐘習慣固定與規律的作息，都是維持生理機能平衡與健康的必要條件。尤其是我們的內分泌、神經系統，必須在一個有節律性的環境，才能正常發揮作用。所以，想要讓失調的自律神經系統恢復平衡，一定要從建立規律作息開始。

不熬夜、不晚睡

睡眠是我們最重要的充電時間。睡眠時，身體各組織器官會進行細胞修復，腦部也可以將一整天的資訊做一個整理、分類與儲存，因此充足的睡眠對於生理機能運作是非常重要的。

睡眠不足的人，隔天通常沒有精神、體力，去應付一天的工作與生活，腦子也總是昏沉沉的，不但影響記憶力、專注力、創造力，使得工作表現不佳，最重要的是，長期熬夜、晚睡或睡眠不足，會造成自律神經失衡、副交感神經系統鈍化，應變能力也大打折扣，嚴重影響身體健康與安全。

現代人生活型態改變，以及龐大工作壓力等，造成夜貓族群越來越多，很多人是越晚越有精神，白天再來補眠，造成日夜顛倒，或是嚴重「欠睡」。

門診常遇到患者說，我的作息很規律啊，問他幾點睡覺？都是凌晨，甚至早上睡到中午或下午起床。表面上看來，這也是一種規律，但是從醫學角度來看，凌晨十二點到早上八點是許多賀爾蒙分泌的時間，這時候如果是在睡眠狀態，能讓內分泌系統正常運作。

中醫認為，晚上十一點至凌晨一點是膽經循行的時間，凌晨一至三點則為肝經值班時間，「肝主藏血」、「人臥則血歸於肝」，肝血充足隔天才會有足夠體力、腦力應付一天的生活與工作。

如果前一天早早上床睡覺，隔天自然而然就能早起，而且睡眠充足，起床後也不會覺得疲倦，自律神經自然能夠維持平衡。

經常做有效呼吸

一般人的呼吸大多是肺部呼吸，通常又淺又短，尤其越是緊張焦慮時，呼吸更淺而短，這種呼吸方式，並無法將體內外氣體做一個很完整的交換，久而久之，我們體內氧氣就顯得不足。氧氣對身體的影響是非常深遠的，尤其是腦部是最耗氧的組織，長期氧氣不足，會影響智力、記憶力、判斷力。

肺活量在平常呼吸時，使用率並沒有達到百分之百，可能只使用了一半，對於沒有缺氧問題的人來說，這樣的呼吸量可能已經足夠身體使用。但是對於心臟無力、身體長期缺氧的人，是遠遠不足的。透過正確呼吸方式，可以增加氧氣的攝取，尤其對於經常性缺氧的人非常重要。

深呼吸或腹式呼吸可以讓呼吸變慢變深，能使體內氣體有充分時間交換，提升交換效率，進而增加紅血球攜帶氧氣的數量，使心臟逐漸恢復陽氣。

從現在開始，經常練習將呼吸速率變慢，讓呼吸深度變深，最好一分鐘能夠放慢到八至十二次。尤其是覺得心情浮躁、緊張、焦慮，或是想要發脾氣時，不妨做三至五回的深呼吸，能讓你的情緒能夠很快恢復平穩。

越是著急，越要放慢速度

情緒可說是自律神經失調的最重要因素，尤其是生活在忙碌的現代社會，不論是生活步調、工作競爭、人際關係複雜，很容易讓人不自主的緊繃起來。在門診看到自律神經失調的患者，常常可以見到他們總是眉頭緊縮、雙肩聳高，走路、說話都很快。

緊張、焦慮很容易造成交感神經亢奮，不知道你是否有這樣經驗？輪到上台報告時，越是慌張越容易出錯。其實，越是著急越須要放慢速度，如果發生突發狀況，不妨先做做深呼吸，好好調整呼吸心跳速率。比方說，早上發現睡過頭要遲到了，這時候不妨利用刷牙時慢慢刷，趁這時候讓自己心靜下來，同時在腦子裡整理一下思緒。放慢步調可以避免慌張匆忙而出錯，比方忘記帶重要文件、出交通意外等等。

現在很強調「慢」，慢活、慢老、慢食等等。副交感神經負責的事就是「慢」，可以讓人放鬆，對抗交感神經的「急」。提升副交感神經系統作用，可以有效平衡日常生活裡的緊繃，有助平衡自律神經，甚至可以預防高血壓、心臟疾病、心腦血管疾病的發生。

提早三十分鐘的寬鬆

凡事提早做準備，就能從從容容應付一切事務，早上早點起床，不但有時間可以慢慢吃早餐，而且早上是頭腦最清醒的時候，作學習、工作效率最高，每天早上提早半小時甚至一小時起床，會覺得一天的時間多出來許多。

晚上提早半小時上床，早上提早起床，上班、參加會議、約會提早半小時準備，出門時也提早半小時，這些提早的準備動作，可以讓你有足夠時間應付突發狀況，比方外出時塞車、會議時資料忘記帶，或是臨時會議場地未準備完成，估算自己所須時間再多出三十分鐘，將自己的時間習慣性往前調整半小時，讓自己有充足時間完成一件事，可避免因為緊張焦慮引起交感神經亢進，長期交感神經亢奮的人，較容易出現高血壓、心臟疾病、胃潰瘍等問題。

彼得・杜拉克（Peter Drucker）說過一句話：「時間是最珍貴的資源，不能管理時間，便什麼也無法管理。」做好時間管理是現代人必備功課，從容的過好每一分鐘，可以避免產生情緒波動，相對的也能做好情緒管理，別忘記，情緒與壓力是造成自律神經失調最主要原因，控管好情緒就能有效預防自律神經錯亂失調。

不做一百分完人

許多有自律神經失調問題的人，都是所謂「完美主義」者，凡事要求一百分，不管是對自己或對別人都是這樣。

完美主義性格的人，個性多半比較急躁、好勝心強、積極，也就是所謂「急驚風」，這類性格會讓交感神經亢奮，進而導致自律神經失衡。許多完美主義的人經常是以要求自己的標準來要求周遭的人，當別人無法達到預期理想時，通常會變得脾氣暴躁、焦急，恨不得自己替他人完成任務，要不然就是把氣憋在心裡，從中醫理論，這些都會造成肝臟負荷，形成肝陽上亢或肝鬱氣滯，而這種健康問題都會形成一種惡性循環。

建議不妨換個思維，試著給自己一點點不完美的彈性空間，允許自己也有不夠好的時候，彈簧拉久了也會失去彈性，凡事只求盡力，不要永遠一百分，你眼中的六十分也許就是別人的一百分。如果別人的表現不如自己意，也要坦然接受，不要用自己的標準去度量別人，培養自己的EQ，接受這世界所有的不同聲音與意見。

留點時間與空間給自己

高壓力社會，每天過得庸庸碌碌，隨時隨處都是看不完的資訊、聽不完的雜訊。如果沒有適時將這些周邊雜訊關掉，慢慢的會感覺失去目標重心，不知道自己為何而生而活。

偶爾要自己給自己放假，做個短期旅行，可以拓展視野，如果無法去旅行，不妨看場電影、畫展，或是去聽場音樂會，最好是自己一個人去做這些事，不是跟伴侶、朋友、家人，自己去體會生活中的事物，能夠幫助放慢步調，用新方式、新眼光去看待事物，有助於生活壓力的調適。

現在的社交方式有長足變化，很多人習慣上FB、LINE，你的名單上一大堆名字，但是真正的知心朋友有幾個？很多人擔心自己一個人，害怕獨處，於是將自己丟入這樣的網路社交圈中，雖然感覺上朋友很多，每天都有人會哈拉一下，但是這種互動缺乏人與人之間的暖度，只會讓人更空虛寂寞。

每一個人身處在這樣社會，幾乎整天都要與人群接觸，其實也須要有一個人獨處的時間，利用這樣的時間，傾聽自己的真實心聲，可以每天安排一段時間，哪怕是短短十五分鐘都好，可以靜坐、冥想，甚至發呆，偶爾留白什麼都不做，也是讓腦袋換換氣的方式。建議你，如果要做這種每日短時間獨處，最好不要聽音樂、看電視、看書，讓自己關掉視覺、聽覺，專心用心感受自己的「心」。

晚上要將心神收斂

從中醫的陰陽理論來看，晚上屬陰，這時候陽氣要逐漸收斂，讓陰變多，而這時候也是副交感神經開始活躍的時候，副交感神經可以讓人放鬆，同時也是身心要進入修補的時候，如果這時候仍然讓陽氣外洩，代表陽的交感神經過於活躍，會使人處在亢奮狀態，長期下來身心無法獲得放鬆休息，自然就會擾亂自律神經的平衡。

養生專家曾國藩有句名言，「養生之道，莫大於眠食。」以中醫養生觀點來看，健康均衡的飲食習慣以及優質的睡眠品質，是最重要的二件事。睡眠是調整內分泌系統、腦神經系統的最佳時機，睡眠最重要的功能就是「歸零」，也就是將活動了一整天的身、心都完全歸零，如果缺少睡眠這樣的歸零動作，或是睡眠時數不足、品質欠佳，日積月累所欠下的睡眠債，很可能在某一天讓你一次還清。

睡前如果持續接受藍光刺激，例如睡前看電視、看書、打電腦、玩平板或智慧手機，這些3C產品的藍光會讓腦部過於活躍，因而影響睡眠，所以到了傍晚以後，就要從事一些靜態活動，晚餐後也不宜做激烈運動，或是整個人癱在電視機、電腦前面。很多人習慣在床上看電視、看書，這些都是會影響陽氣入陰的活動，千萬要記得，臥室不是辦公室，也不是客廳，所以除了睡覺，不要在臥室、床上辦公、看電視或看書。

除了這些睡前不良習慣，很多人的夜生活比白天更精彩，通常晚上太多應酬的人，情緒比較不容易沉靜下來，也會須要比較長的時間才能入睡，而且睡眠狀態多為淺眠多夢，相對的隔天白天的精神也較差，造成警覺度降低，影響工作表現。

因此，夜晚就該讓自己進入安靜的狀態，把外放的心通通收回來，製造一個適合入睡的氛圍，讓疲憊一天的身心獲得修復。

建立情緒出口

臨床上看過很多過度壓抑的患者，凡事都認為是自己不對，覺得自己不夠好，對任何人事物幾乎都是負面的反應，對於情感表達過度壓抑，看不出他的喜怒哀樂變化，套句現代用語就是「太ㄍㄧㄥ」了。

人類生來就有七情六慾等各種情感、情緒，適度的表達情緒與感受是很重要的，如果過於壓抑個人感受，一味討好周遭，略過自己的真正感受，你就不能成為「完整」的人。情緒就像水庫裡的水，經常下雨又沒有做調節性洩洪，很快的水庫就可能會潰堤，一旦情緒潰堤，帶給身心，甚至於生活、工作及人際關係都是極大的傷害。

建立個人的「信任圈」是很重要的事，因為我們的情緒必須有適度宣洩出口，你可以找一些你能夠信賴，而他們也能給予你正面鼓勵與支持的人，這些人可以是親人、伴侶或朋友，建立信任圈之後，所有喜怒哀樂有適當管道可以宣洩，就像壓力鍋上的卸壓閥一樣，我們一定要適時的把卸壓閥打開，壓力鍋才不會爆炸。

除此之外，培養一些嗜好、興趣，或是參加一些有益的社團、義工，這些都可以適度轉移生活注意力，讓你拓展其他生活圈，不至於局限在某些特定的生活圈，尤其是會讓你產生壓力的生活圈，這樣能夠幫助維持自律神經的恆定。

笑容是最佳保養品

一個人如果處在緊張、焦慮的狀態，眉頭總是不由自主的皺起來，肩膀也會高聳，全身肌肉緊繃，這時候會加重交感神經亢進，使得心跳更快、血壓飆高、胃整個像是要絞碎一樣的痙攣著，在這樣的時刻，唯一的解藥就是讓副交感神經活躍起來，讓身心趕緊放鬆下來，可是，要如何做副交感神經才會亢奮起來呢？

「笑」是最簡單且最有效的刺激副交感神經活絡的藥方。人在微笑時，臉部肌肉會開始放鬆，心情也會開始獲得舒緩，這時候肩膀也鬆了、肌肉也鬆了、眉頭舒展了，交感神經的亢進自然而然會被副交感神經平衡過來。

笑是最容易感染周遭的祕方，更是最佳保養品，只要自律神經平衡，免疫系統、內分泌系統、血液循環都會變好，這樣的身心狀態，要想不健康不美麗也很難。

從現在開始，每天早上起床梳洗之前，對著鏡子微笑，告訴鏡中的人，「你好棒」，一天的開始從「微笑」開始，你的身心將越來越平衡。

飲食十大招

我們每天的活動、生理機能運作所需的能量，都要靠所攝取的食物轉換成各種營養素所產生的熱量。錯誤飲食的內容、飲食習慣都會影響我們身體對於營養素的攝取，甚至產生疾病，許多慢性病都與飲食有關，像是糖尿病、高血脂、痛風、高血壓、癌症等等。

POINT

NG飲食習慣：

- 高油脂、高熱量飲食。
- 飲食口味過鹹、過甜或過於辛辣。
- 三餐不定時，不吃早餐或晚餐過晚吃。
- 用餐時狼吞虎嚥。
- 乾燥的食物，如洋芋片、堅果、花生。

【圖表來源：衛生福利部國民健康署】

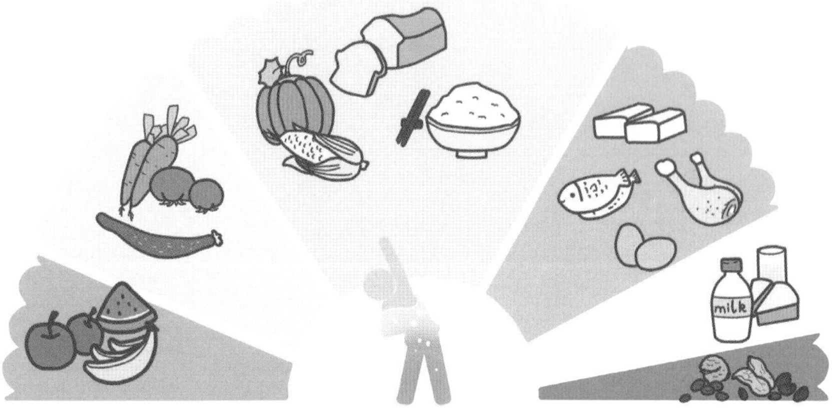

餐餐都要吃六大類食物

經常在各類衛教宣導看到「均衡飲食」這幾個字，表面上看來很簡單，但是何謂「均衡」？要達到均衡有何要件？這裡頭藏著太多學問。

食物基本上分為全穀雜糧、蔬菜、水果、豆魚蛋肉、奶、油脂等六大類，每一類的食物都提供不同的營養素，包含醣類、蛋白質、脂肪、維生素、礦物質等，供身體轉換成能量，讓身體各組織器官正常運作。

根據每個人不同生理需求，需要的熱

量也不同，我們每餐必須根據熱量需求來分配六大類食物的份量。現在大多數人都是外食族，早餐大多是「提袋族」、「超商族」，吃的多半是速食，像漢堡、三明治、飯糰、麵包等等，午餐也多半是餐盒、自助餐，晚餐則可能是一天最豐富的一餐，這樣的食物內容，缺乏完整的食物種類，尤其是缺乏維生素、礦物質、膳食纖維的蔬菜水果，反而是高熱量的澱粉類（米、麵、麵包）、油脂、肉類攝取過多，久而久之，就會造成體質偏頗，也會讓自律神經失調。

POINT

根據衛生福利部公布的「飲食指南」，如果成人每天熱量需求為二千大卡，則六大類食物份量如下：

- 全穀雜糧類：3碗
- 蔬菜類：4碟
- 水果類：3份
- 豆魚蛋肉類：6份
- 乳品類：1.5杯
- 油脂類：6份（其中1份為堅果類）

餐餐定時定量

規律的作息，依照生理時鐘來作息，是讓交感神經與副交感神經，彼此之間維持和諧關係的最重要準則，因此建構一套符合自己生活型態的作息表就很重要，這些作息當然包括用餐。

三餐要定時定量，這實在是一句再熟悉不過的老生常談定律，但是何謂「定時定量」呢？每個人對於定時、定量都有不同的解讀。

現代人的生活、工作多元，有些人朝九晚五，也有人是輪班制，有人每天六、七點起床，更有人日上三竿才起床，所以我們一般人所謂的早、午、晚三餐，時間都不一致。

提供一個簡單原則，每天第一餐盡量在起床後一小時內吃，二餐之間間隔四至五小時，睡前那一餐最好在睡前二至三小時吃完畢，這樣的通則符合了各種生活型態的需求。不論是否為輪班族，或是夜貓族也都可以遵循這樣的原則，以符合生理運作機制。

三餐如何定量呢？這也有一個通則可以遵循，一般人最好是每天三頓主餐，如果工作、活動量大，可以在餐與餐之間加一個點心餐，點心餐的份量最好只占每天總熱量的五至十％，不宜過多。三主餐的份量，可依每日總熱量的三至四：四：二至三比例去分配，早、午餐最好占的比例多一點，睡前那餐要占一天總熱量最少，最好不要超過二十五至三十％，這與現在人的習慣大多是相反的，很多人早上趕上班，可能一個漢堡、飯糰、麵包就解決，午餐大概就一個便當、簡餐、自助餐，晚上的補償心理，通常吃得比較豐盛，這樣的比例分配，往往是健康亮紅燈的潛在因素。

除了餐餐要定時定量，起床第一餐與睡前那餐必須選擇好消化的食物，尤其睡前那餐一定要避免油膩、辛辣刺激、過鹹、過甜，以免增加腸胃負擔，同時也會影響睡眠品質。

餐餐細嚼慢嚥

「細嚼慢嚥」也是我們從小聽到大的一句標語。對於每天都像打仗的現代人，吃飯也都吃戰鬥餐，細嚼慢嚥簡直是不可能的任務。進食過快會有什麼健康問題呢？

食物的消化有許多環節要注意，首先是咀嚼，食物在口腔必須充分咀嚼，才能讓食物接受消化液的面積變大，進入胃腸之後，比較容易被消化成更小分子，容易被身體吸收，尤其是油脂類食物，若消化不完全，容易造成腸道疾病。

此外，沒有充分咀嚼的食物進入胃之後，也會增加脾胃負擔，中醫認為這樣還會影響脾胃運化，容易產生飯後腹脹、消化不良的問題，久了還可能讓體質變成氣虛、痰濕，容易肥胖、肢體無力、排便紊亂（便秘、腹瀉）。

每餐進食至少都要二十至三十分鐘，一方面讓腸胃道有足夠時間研磨混合食物，一方面也可讓飽食中樞有足夠時間反應，以免進食過多。進餐時間過短不好，過長也很不好。聚餐約會通常一頓飯要吃個一、二小時，甚至還要續攤，白天可能是午餐又加下午茶，晚上則是晚餐外加宵夜，這種用餐方式經常不知不覺就會吃下過多的食物。

細嚼慢嚥的好處是可以充分咀嚼食物，讓食物更好吸收，此外也能讓你細心品味食物的味道，對於自律神經失調的改善也很有益處。我們都知道副交感神經活絡可以讓人感到放鬆，靜下來慢慢進食的時候，副交感神經比較亢奮，此時腸胃道的消化液分泌增加，蠕動也較快，有助於消化作用進行；反之，如果處在緊張狀態下吃戰鬥餐，囫圇吞棗，會使交感神經亢進，反而抑制了腸胃蠕動及分泌，食物不易消化，容易胃脹、腹痛、脹氣、打嗝或放屁，反而影響一天的生活與工作。

一定要吃早餐

現在人很少有時間一早起床準備一份含有六大類食物的早餐，甚至是來不及吃早餐就直接上班工作。也有很多人早上都是一杯果菜汁、一杯咖啡就打發，這類飲料屬性苦寒，對於脾胃功能是一大傷害，更是損傷「心陽」的最大兇手。

早餐是一天能量來源的起始，重要性優於其他幾餐。經過一晚的淨空，早上必須適量補充食物與熱量，以免損傷脾胃陽氣，食物消化須要膽汁幫助，因此早上進食還能幫助膽汁疏泄，有助肝膽的疏泄功能運作正常。從生理學角度來看，不吃早餐會影響膽汁分泌，因為膽汁分泌須要油脂刺激，如果長期不吃早餐，膽汁無法排泄，肝疏泄不暢，易導致氣鬱，也會影響脾胃而造成痰濕，所以長期不吃早餐的人容易變胖就是這個道理。

如果你是輪班族，或是夜貓族，早上總是九、十點才起床，距離午餐不到二小時，當然就不一定要勉強吃早餐，不妨喝杯無糖豆漿、牛奶或燕麥粥讓胃起床，這樣也可避免肚子過餓，午餐時候吃得超量，因應現代人生活型態，許多店都有早午餐，這也是一個選擇，總之，每天的第一餐一定要好消化吸收，最好六大類食物都要有，尤其是穀類與優質蛋白質（如蛋類、乳類、豆類），這樣的早餐可以讓你一天的能量滿滿。

晚餐不能太晚吃

中醫認為「胃不和，則臥不安」，晚餐的用餐時間與飲食內容就顯得特別重要。

若從營養學及消化生理來看，食物在我們的胃裡頭留存的時間大約是二至三小時，甚至四小時——視你所吃的食物內容而定，若是固體食物至少要停留二小時以上。如果你上床睡覺的時間是十一點，而你晚餐九點才吃完，那食物就沒有充分時間消化，食物還停留在胃中，你就躺下休息，不但食物消化不完整，也易造成胃酸逆流，同時增加腸胃負擔，使得腸道蠕動變慢，容易引起便秘、腸道發炎等問題。

我們每一餐至少都要給胃足夠時間來做研磨、消化，所以餐後不妨散散步、活動一下，不要馬上坐下，甚至躺下。

最佳晚餐時間，是睡前三小時之前要吃「完」，而不是開始吃。如果你因為工作或其他原因，晚餐吃得晚，那就要吃得聰明，選擇一些比較容易消化的食物，避免肉類、油膩、辛辣刺激、重口味食物，蔬果類、粥品是比較好的選擇，不過也不能吃水分太多，或是過酸、過甜的水果，粥品則要稠一些，睡前攝取含水分過多的食物，容易夜尿而影響睡眠品質，食物的酸度、甜度也容易刺激胃酸，使得胃部不適。

宵夜聰明吃

有許多人的工作性質是輪班制，作息與一般朝九晚五的上班族不同，所以三餐時間不定，上夜班時也很容易肚子餓。經常有人問，這樣算不算是宵夜呢？其實，對於輪班族來說，一般人的宵夜時間也許是他們的正餐，所以我們還是要根據作息來定義，如果這是你起床後第一餐，就算是晚上，也不能當作宵夜論。

對於經常晚睡的人，晚餐距離睡覺超過四小時以上，適量補充食物是可以的，只是要怎麼吃呢？首先食物必須是容易消化的、低熱量的，份量也不能超過一天熱量的五至十%。因為如果不是輪班制或是上夜班的人，夜晚的陽氣應該讓它潛藏、收斂，吃宵夜時，腸胃必須運作，等於是叫睡覺的人起床工作，這時候陽氣不足，為了要消化食物，又消耗更多陽氣，還會因為食物無法充分消化吸收，熱量囤積，造成肥胖或代謝性疾病。

不管你是因為輪班還是熬夜，晚上十點之後，都不應該吃得太過隨興，這時候要選擇清淡容易消化的食物，以湯、粥為佳，不宜選擇油膩不好消化的食物，尤其是油炸品、肉類，可以用優質蛋白代替肉類，像豆腐、蛋類或是喝杯豆漿。

要提醒夜貓族、輪班族，晚上不宜靠咖啡因類飲料提神，不妨多喝溫開水或是花茶。通常晚睡或是輪班制的人，營養素消耗特別厲害，所以可以吃些富含維生素、礦物質的蔬果。

正確水分補充

水是第七大營養素，是維護人體細胞組織的基本成分，也是人體含量最豐富的營養要素。每個人每天身體所需的水量，會受到個人健康狀態、活動量、環境、氣候等因素影響而有所不同。究竟一天須要喝多少水呢？

有一個基本原則是你可以掌握的，那就是進跟出（消耗和攝取）一定要平衡，喝水和攝取熱量一樣，必須根據個人需求來微調，也就是說，身體須要多少，就補充多少。雖然身體每天都會從呼吸、皮膚、尿液等排出水分，但是從飲食以及身體代謝也會產生一些水分，所以到底須要額外補充多少水分，可以參考這個公式：

體重×25～30毫升＝每日水分需求

如果你每天的水分消耗量變多，比方發燒、流鼻水、大量流汗或排尿、腹瀉，或是夏天大量流汗等等，就必須適量增加。如果你本身是運動員、懷孕期、哺乳婦女、減重者或是長期待在冷氣房，水分需求量也比較大，須要再增加額外的水分。一般來說，水分補充一天不能少於五百毫升，也不要超過三千毫升。

水分的攝取不僅限於喝開水，在飲食中也會獲取相當的水分，比方含水量多的蔬菜水果、喝湯（清湯）等，如果你在食物攝取水分較多，就不須要過度補充開水。可是，市售飲料（咖啡、汽水、茶飲）、濃湯等等，就不能當作是水分來源喔，因為這類含有其他成分物質的飲食，水分不容易被人體所運用，含糖飲料、濃湯，甚至是高熱量來源，所以，補充水分還是以溫開水最佳。

多吃抗壓力食物

自律神經失調大多是由生活中的壓力造成，適度補充抗壓力食物，可以讓身心的抗壓性增加，情緒不容易受到影響。可以幫助增加抗壓力的營養素有：維生素B群、維生素C，色胺酸、酪胺酸、卵磷脂、鈣、鎂、鋅等等，而五穀類（尤其是全穀雜糧，如糙米、燕麥等）、豆類、堅果類、深色蔬菜（包含深綠、深黃、紅、紫色蔬菜）以及水果類，都含有很豐富的抗壓營養素。

香蕉

香蕉富含色胺酸、維生素B6、維生素C等抗壓力營養素，還有很豐富的膳食纖維，是非常適合當作點心餐的食物，不但能提供足夠的醣類、熱量，還能幫助穩定神經系統，增加抗壓能力。

黃豆

豆類屬於優質蛋白，豆類製品（如豆腐、豆漿）非常適合作為蛋白質的來源，可以用來取代肉類的份量，不但油脂、熱量攝取會減少，吸收率也比肉類要好，容易被人體所吸收。

黃豆富含卵磷脂、色胺酸、維生素B群等抗壓營養素，偶爾用豆漿取代奶類，煮飯時也可加入浸泡後的黃豆煮成黃豆飯，都可以增加豆類攝取機會。

乳酪

乳酪富含酪胺酸、色胺酸、維生素B群、鈣、鋅等紓壓營養素。有助減輕壓力、改善記憶力、保持心情愉快並且降低沮喪感，還能維護神經系統的運作，並調節內分泌系統來平穩情緒。如果不敢吃乳酪的人，可以喝牛奶或優酪乳，也具有相同效果。

核桃

核桃富含色胺酸、維生素B群、鈣、鎂、鋅等抗壓營養素，可以幫助神經系統維護，改善壓力引起的腦過勞及心律不整等問題，是非常適合用來取代油脂類的堅果。核桃的形狀就像人的大腦，中醫認為核桃具有健胃、補血、潤肺、養神的作用，用腦一族不妨每天吃一至二顆核桃。

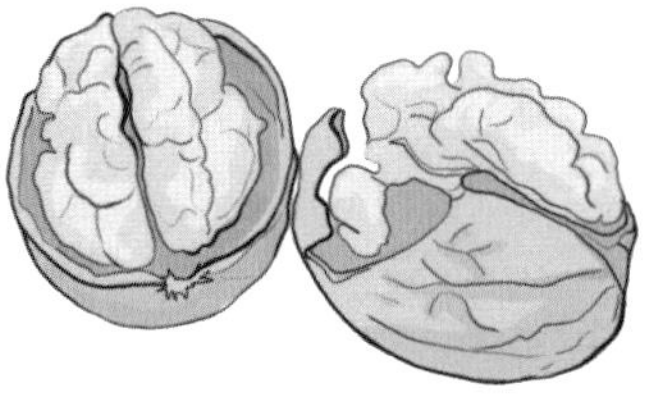

全穀類

全穀類是指未精製的穀類，例如胚芽米、糙米、燕麥等等，這些穀類富含維生素B群，可以幫助減壓，與維持腦神經的安定，其中維生素B1是將醣類轉化為能量的必需營養素，如果長期缺乏容易導致疲倦及焦慮不安。三餐的主食類，必須要白米飯與五穀類交替食用，這樣才能均衡攝取到各種營養素，尤其是抗壓所需的維生素B群。

多吃抗病力食物

自律神經與免疫系統息息相關，抗病力不足不僅容易受到傳染性疾病（如流行性感冒）感染，也會導致自律神經失調。提升抗病能力就要從日常飲食開始，不妨在日常飲食當中，多攝取能夠幫助增加抗病力的食物。可增加抗病力的營養素有：蛋白質、維生素A、維生素C、維生素B群，及類胡蘿蔔素、乳酸菌等等。

番茄

番茄富含維生素A、維生素C、維生素B1、維生素B2以及胡蘿蔔素和鈣、磷、鉀、鎂、鐵、鋅、銅和碘等多種抗病營養素，其中所含的「番茄紅素」，能有效抑制細菌的作用。經常吃番茄，可以攝取黃、紅顏色植物的植化素，對於男性的攝護腺也有保護作用。

菇類

不論是金針菇、香菇、草菇、杏鮑菇、鴻喜菇等等，都是屬於菇類食物，這類食物富含多醣體、維生素B群等抗病營養素，尤其是菇類大多含有大量膳食纖維，經常吃菇類食物，可以幫助提升免疫力，同時還能使腸道順暢，預防腸道疾病。

鮭魚

深海魚類含大量Omega-3脂肪酸，有助降低膽固醇和飽和脂肪酸，有效預防心臟病，同時也能提高人體免疫力。尤其魚類含有可增加免疫蛋白數量的硒質，對於抗病毒有很好的效果。每周至少要吃二次魚類，可選擇不同種類的魚，使營養素攝取更多元。

奇異果

奇異果雖然其貌不揚，但是它所含的維生素C卻超乎想像，而且吸收率高，此外它所含的葉酸、維生素A、精氨酸等抗病成分，對於免疫能力提升非常有幫助。經常吃奇異果，能夠預防感冒，且是最好的維生素C補充來源。

優酪乳

優酪乳能夠幫助調整及改善胃腸道健康，優酪乳中的乳酸菌可以增加由T細胞釋出的γ干擾素，進一步增加抗體生成，也會加強自然殺手細胞的活動力。經常食用含有乳酸菌的製品，如優酪乳、優格等，可以改善腸道菌相，抑制腸道內的有害菌孳生，還可增強免疫能力，減少患病機會。

多吃溫性蔬菜

自律神經失調的人，通常都有心陽虛的現象，溫性蔬菜可以升高體溫，保護心陽，進而提升自律神經的穩定度。每天不妨從這些溫性食物當中，選擇二至三種食用。常見的溫性蔬菜有：

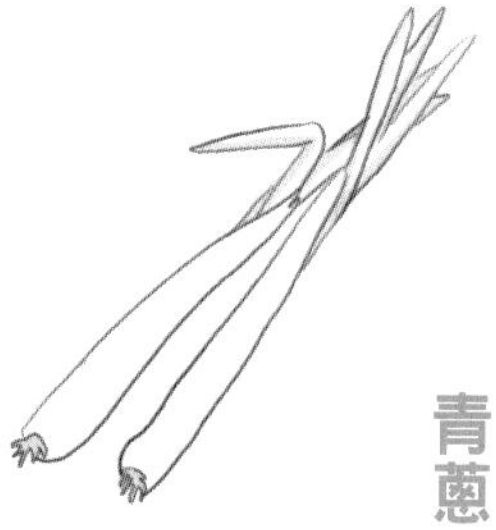

青蔥

《本草綱目》認為：青蔥，生辛散、熟甘溫，可通陽活血。與維生素B1含量較多的食物一起攝取時，可提高維生素B1的效果，而提高恢復疲勞的作用。

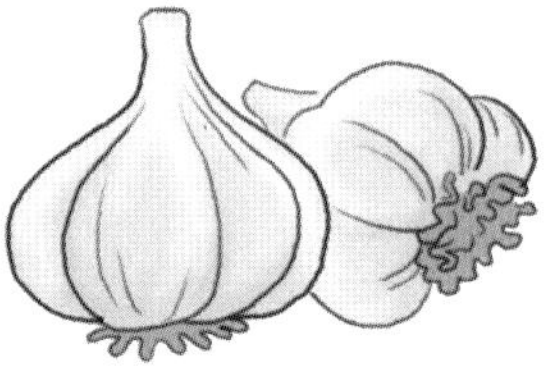

大蒜

疲勞是自律神經失調的殺手，而大蒜正是疲勞的剋星。大蒜本身含有大量的維生素B1，可以發揮消除疲勞的效果。此外，大蒜還可以刺激分泌腎上腺素，刺激交感神經，增加抗壓性。許多研究都發現大蒜所含的硫化合物，可以提高T細胞及巨噬細胞的活性，也會增加自然殺手細胞的數目，是很好的抗病食物。

韮菜

俗話說：「正月蔥，二月韭」，也就是說，春天的韭菜最甜美。血壓偏低以及體質虛弱的孩子、老人，可利用春天韮菜盛產時期，多吃韭菜來幫助體溫提升，此外，韭菜還能增進體力和促進血液循環。

洋蔥

洋蔥能提高腸胃吸收能力，對於自律神經失調引起的便秘或腹瀉，均有療效，是一個可雙向調節腸胃功能的食物。對於預防骨質疏鬆，也有著令人意外的效果。洋蔥富含硫化合物是很好的抗氧化劑，可中和自由基傷害，提高抗病能力。

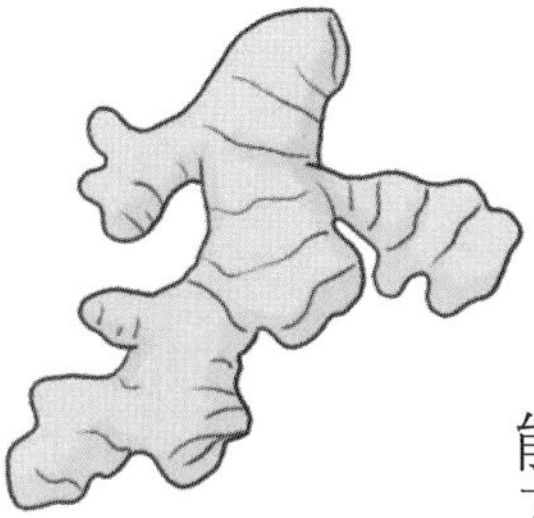

薑

薑是可以溫暖身體最具代表性的食物，到了冬天大街小巷總是瀰漫著老薑料理的香味。因為薑可以刺激血液循環，改善四肢冰冷，同時從腸胃產生溫熱的效果，對於因為自律神經失調而腸胃不適的患者是很好的食材。

運動十大招

自律神經失調的人，往往有著嚴重身體缺氧的問題，如果本身心肺功能不強，妄然增加平常的運動量，結果只會讓自己缺氧更嚴重，反而加重自律神經失調症狀。

規律的運動，對於自律神經的穩定有極大幫助。運動後腦部會釋放腦內啡，能夠使人情緒舒緩，同時還能增加抗壓性，對於免疫力的提升也很有用。

每天都要有足夠的活動量

衛生福利部針對國人的健康狀態，提出了成人「每周活動量建議」，讓我們可以採取零存整付的方式輕鬆累計活動量，達到基本生理健康的活動需求。

每周活動量可以採用累計的方式，分為中度、費力二種程度的活動，不同程度的活動，須要累計的活動時間也不同。

中度身體活動

• 項目：擦地、洗衣物、洗車、鋪床等家務；太極拳、羽毛球、騎腳踏車（一般速度）、游泳、健走等運動。

• 標準：每周應達到一百五十分鐘的中度身體活動。

• 指標：每次連續活動十分鐘以上，感覺有點累，但仍能和緩對話，呼吸、心跳比平常快一些，會流一些汗。

費力身體活動

• 項目：搬家具、重物，或是籃球、足球、柔道、跆拳道、背重物登山、競速腳踏車、跑步、競走等等。

- 標準：每周應達到七十五分鐘的費力身體活動。
- 指標：每次連續活動十分鐘以上，感覺有點累，無法邊運動邊和人輕鬆說話，呼吸、心跳比平常快很多，會流很多汗。

勞動不等於運動

每當在門診衛教，請患者多運動時，很多人都會回答說：我每天上班工作量已經很大，下班還要接孩子、做家務，這樣運動量已經很夠了吧？

事實上，運動與勞動完全是二回事，不論是心態上、對生理功效，這兩者所帶來的效益都不一樣。「運動」是指慢跑、游泳、快走、打球、登山、騎腳踏車等有氧或無氧運動，甚至是重量訓練，例如舉重等，這些才是運動，可以根據自己的體力、興趣、時間去從事，運動所活動的肌群範圍較大，可以強化肌力、肌耐力及心肺功能，對於體能增加是有益處的，正確的、規律的、長期的從事運動項目並不會使人感覺疲倦，反而會讓人的體力、腦力及抗壓性、抗病力大幅提升。

可是「勞動」就比較沒有這些優勢，因為工作或生活裡的勞動（如搬重物、打掃等等），大多是消耗體力的，心情也不能放鬆，肌群的活動範圍比較小，反而容易造成疲倦、肌肉拉傷或抽筋等問題。

如果要改善身體健康狀態，必須規律的進行「運動」，最好每周能有三次，每次大約三十分鐘，每次運動時心跳速率要到達一百三十下，這樣才能稱為「規律運動」。

選對運動，事半功倍

想藉由運動來穩定自律神經，氧氣的代謝就是其中的竅門。不管何種運動對於自律神經失調患者來講，有效舒緩壓力是最重要的。不管是輕鬆的健走還是激烈的籃球，都可以讓人釋放壓力。所以當你覺得壓力壓得你喘不過氣時，請記得運動是最好的「解壓閥」，正確的運動可以幫你「釋放壓力」。

如果你的心肺功能佳，可以選擇一些運動強度較強的運動，例如跑步、快走、游泳、騎腳踏車等有氧運動。（參見「提升心肺功能的有氧運動」）但是，如果你的心肺功能欠佳，動不動就容易心悸、氣急、氣短，那麼就不能選擇這類比較耗氧的運動，以免使中樞神經過度缺氧，運動之後反而會過度疲累且不易恢復。

哪些運動比較不會消耗氧氣呢？氣功、香功、瑜珈、太極拳、八段錦等等就是屬於這類型的運動。這些運動有一個共同特點，就是動作柔和且注重呼吸調節，對於心肺功能助益較大，且沒有太多快速用力的動作，相對氧氣、能量的消耗較少。（『八段錦』請參考「附錄一」）

選對時間運動

什麼時間最適合做運動？這一點存在很多的爭議。有人主張早上運動，空氣比較新鮮，但是也有人認為早上其實空氣的懸浮粒子最多，早起運動反而會吸入大量汙染空氣，此外，早上溫度較低，年紀較大的人容易生病（感冒或心臟病、氣喘發作），且此時身體較為僵硬，血液循環尚未完全恢復，比較容易造成運動傷害，這也是反對人士的理由。

至於贊成晚上運動也大有人在，大多數人以生理時鐘來看，認為傍晚運動的效果最好，反對的人則認為傍晚或晚上運動，此時已經經過一天的忙碌，身心都很疲憊，硬要去做運動，很可能會因為惰性而不容易堅持。

其實，不論早上或晚上運動，都有其優缺點，重點是持續堅持的鍛鍊，運動必須要相當長的時間才能看到對身心的成效，如果三天打魚二天曬網，或是做個周末運動員（假日才運動），這樣的反效果更大。

自律神經的平衡必須靠體內神經系統、內分泌系統來維持，這二大系統最須要的就是規律性，如果讓身體活動量的波動過大，會讓身體維持恆定的各系統無所適從，同時也會消耗更多能量（陽氣）。

從現在開始，找一個你覺得最不會被干擾的時間段，選一項你擅長且有興趣的運動，每隔一天就做十五至二十分鐘運動，讓心跳比平常快，有點喘又能承受，並且有微微的出汗，如果你能夠堅持一個月，再慢慢增加運動時間與強度（心跳速率增強）。

這種方式是最安全也最容易執行的，因為每個人的個別差異，不要把別人的標準套在自己身上，人家能跳韻律舞，你可能無法做到，甚至可能關節扭傷、肌肉拉傷，所以，只有你才能當自己的健身教練。

利用零碎時間運動

現代人生活便利，很多事情都被機械化取代，使得生活型態逐漸從動態演變成靜態，點對點的移動也大多仰賴交通工具、電梯、電扶梯等等現代化產物，相對使得活動機會變少，尤其是整天待在辦公室的上班族，大多「久坐少動」，再加上一般人缺乏持續上健身房、運動場運動的習慣，利用零碎時間來增加活動量，變得非常重要。

通勤時間就是你最佳且最經濟的運動時刻，每天上下班時，早一、二站下車，多走幾步路，樓層不高時，上樓不妨走樓梯，下樓再搭電梯，因為下樓對於膝蓋損傷比較厲害，尤其是穿著高跟鞋的ＯＬ，更容易加速膝蓋軟骨磨損。

在辦公室時，不妨自己去遞送文件，每工作五十分鐘就站起來活動一下，可以做做肢體伸展，甚至是伸伸懶腰、抬抬腿、轉轉手，都能讓肢體有機會舒展一下。

午餐時，不要叫外送便當，到外面去買餐點或用餐，為自己多製造一些走動機會，一方面可以增加活動量，另一方面可以離開辦公室去換換氣。

晚上在家可以做些簡單家務，晚餐後不要馬上坐下當「沙發馬鈴薯」，出去倒個垃圾、遛遛狗、散散步，或是收拾餐具、整理隔天上班所需物品，看電視時也可以做做伸展或瑜珈。善用每一個零碎時間，也能很快累積「每周活動量」，不一定非要到健身房花錢找教練來折磨自己才能運動，這些零碎時間的力量也不可忽視。

提升心肺功能的有氧運動

運動主要是要提升肌力、肌耐力及心肺耐力，其中心肺功能與自律神經的平衡關係較為密切。「心肺功能」是指心臟、肺臟及血液循環系統的功能，通常心肺功能強的人，比較不容易疲勞，就算有勞務活動，疲勞恢復也很快，同時還可以預防冠心病、高血壓、糖尿病及慢性退化性疾病的發生。

提高心肺功能的運動以「有氧運動」為主，包括跑步（慢跑、快跑）、快走、有氧舞蹈、游泳、騎腳踏車、跳繩等等，這些運動的特點是運動強度低且持續時間長。

有氧運動的優勢

- **強化心肺功能**：有氧運動可以使肺部供氧量增加，增加肺活量，改善肺部氣體交換能力，心臟自肺部接收高含氧量的血液，可促進心輸出量。
- **增加血管彈性**：攝氧量增加可以促進血液循環，良好的血液循環可以使血管壁彈性增加，預防心腦血管疾病發生。

- **降低血液黏稠度**：血液流量增加，會降低血液黏稠度，防止膽固醇沉積於血管壁，預防血栓、高血脂等疾病發生。
- **緩解疲勞**：身體含氧量增加，有助體內新陳代謝，提振精神、緩解疲勞。
- **舒緩情緒**：運動可以促使大腦釋放腦內啡，幫助緊繃的情緒放鬆，穩定情緒，也能幫助睡眠品質提升。

如何知道是否達到運動強度？

「運動強度」是指運動的激烈方式及身體負荷能力。通常用來評估這項運動對自己是否能夠達到應有的效益。

一般來說，是以「自覺費力狀態」和「最大心跳估計值」這二種方式來做評估。進行運動時，心跳較快、耗氧量較多、能量消耗較大、運動較吃力，即表示運動較激烈，運動強度較高。

自覺費力狀態

以運動時感到吃力的程度換算成當時的大約心跳數。分數由六至二十，相對於每分鐘心跳六十至二百次，六代表「休息狀態」，心跳大約六十次／分；二十則代表「非常累」，心跳大約是二百次／分。

最大心跳率估計值

是指運動強度達到最大值時，心跳率無法再隨著運動強度增加而上升，此時所產生的心跳率高原期稱為「最大心跳率」。

計算公式為（220－年齡），通常被用來形容運動強度及訂定訓練目標心跳。「低」強度約為最大心跳率的六十五％，「中」強度約為七十五％，「高」強度約為八十五％。也就是說，運動時最理想的心跳速度是你最大心跳率的六十至八十五％。

不過，我們要提醒一個重要概念，運動的能力會隨著持續鍛鍊而有所改變，心肺功能也會改變，因此評估這些運動強度，必須根據個人狀況來微調，比方開始鍛鍊的初期，心肺功能不足，運動時間無法持續，就不要過於勉強，以免產生運動傷害，或是造成心臟負荷過重，發生暈厥、休克、心肌梗塞等問題，一定要循序漸進的增加時間與強度。

運動前的健康評估

在我們要進行運動之前，一定要先全面性評估個人的身體健康狀況，尤其是亞健康族群，平常長時間待在辦公室，活動量嚴重不足，如果貿然開始做運動，很容易造成肌肉關節損傷或是身體不適。

我們可以利用全民免費健檢或是公司行號例行性健檢，了解自己的身體健康狀態。如果有慢性疾病或是心血管疾病、骨骼肌肉系統問題者，務必經由醫師評估之後再進行運動計畫。

POINT

建議檢查項目：

血壓、血液檢查、心臟功能、骨密度檢查、健康體能檢查（心肺耐力、肌力肌耐力、柔軟度）。

評估身體現狀

年齡與身體健康狀態都會影響運動效果，因此必須考量過去及現在的疾病史，並且隨時注意自己的身體狀況，選擇不會對身體造成負擔的運動項目。不可以為了要速效而逞強做一些超出自己體能範圍的運動，以免造成肌肉疲勞或是運動傷害。

評估體能狀況

運動必須根據個人體能狀況微調，逐步增加運動強度與運動量（時間）。如果平常很少運動必須從「低」強度的運動開始，若突然做高強度或長時間運動，反而會造成身體疲累，甚至關節肌肉受傷。運動主要是為了提升心肺功能或是肌肉力量，這些無法速效達成，必須有一定的運動強度與量的規範。

完整的運動流程

如果要讓運動達到預期效果，又要保護身體不受傷，必須要有一套完整的流程，包含運動前的暖身、主要運動及運動後的緩和運動。

暖身運動

運動之前做暖身動作是否有必要性，目前有許多爭議，但是進入主要運動項目之前先做一些低強度的運動，是可以提高身體溫度與肌肉關節柔軟度，減少運動時傷害的。

通常伸展操比較適合做為運動前的暖身，每次大約做五至十分鐘的肢體伸展運動，可以幫助身體有足夠的時間準備進行運動，也可增加身體柔軟度，預防關節肌肉受傷。

有氧運動

有氧運動是最適合自律神經失調的人做的運動，可以增加心肺功能，讓體內陽氣充足。有氧運動必須要長時間才有效果，每次至少要持續做二十至三十分鐘，因為在每次有氧運動初期十五至二十分鐘所燃燒的大多是肝糖與葡萄糖，之後才會燃燒脂肪轉化成能量，所以最好能夠持續運動二時至三十分鐘，才會達到訓練心肺的功效。

緩和運動

運動之後可以做五至十分鐘的靜態伸展動作，讓整個身體狀態逐漸和緩下來，同時減少心肺功能負擔，避免肌肉疲勞及乳酸堆積。

運動貴在堅持

運動的目的主要是促進身心健康，跟任何生活細節都一樣，必須要定時定量，有規律性，長期持續的堅持下去，才會出現正面效益。

不同的運動種類與項目對於身體健康的影響層面不同，必須要考量自己的現況，如年齡、健康狀況、過去運動史、體重與體能狀態、興趣以及實行運動施行的方便性。在選擇運動項目時，最好能選擇一個自己有興趣或是比較擅長的項目，這樣比較容易堅持執行。不妨找一些志同道合的運動伴，如果有人隨時督促提醒，比較不容易懈怠。

除此之外，還要考慮運動執行的方便性，如果你沒有辦法持續規律的到健身房做運動，就應該選擇其他項目，或是多種替代方案並進，比方周間在家運動，周末上健身房或去戶外運動。

總之，養成生活作息的規律性能夠幫助穩定自律神經系統，選擇一個有興趣又容易達成目標的運動，比較能夠堅持，此外，當運動成效出現時，也會成為一股強大的驅動力，所以絕對要選對運動項目，而且持續執行到成效出現，自然就能跟自律神經失調道別。

十大症狀按摩招數

頭暈、頭痛

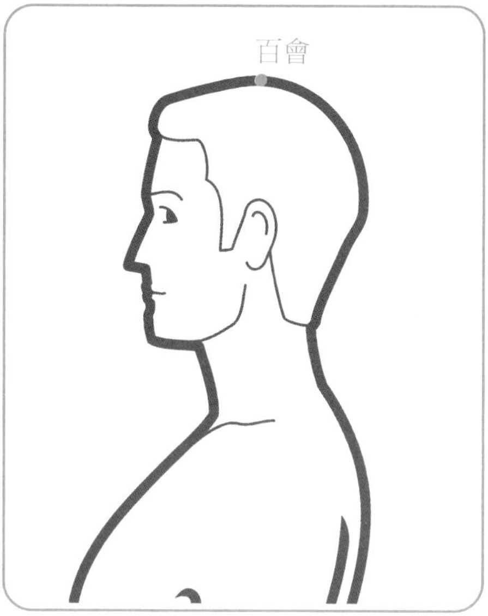

・百會：位於人體頭部，頭頂正中心。可以通過兩耳角直上連線中點，來簡易取此穴。

・合谷：位於手背部位，第一、二掌骨間，第二掌骨橈側的中點。將拇指和食指張成四十五度角時，位於骨頭延長角的交點即是此穴。

・列缺：位於前臂橈側緣，橈骨莖突上方，腕橫紋上一・五寸（食

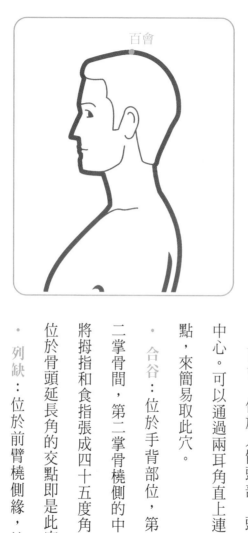

指與中指併攏為一・五寸），當肱橈肌與拇長展肌腱之間。

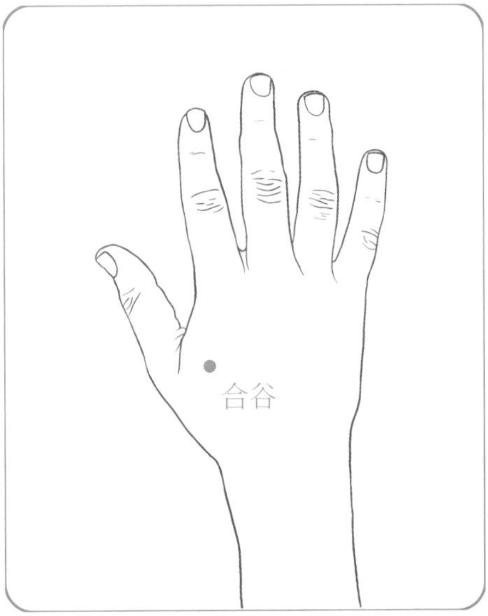

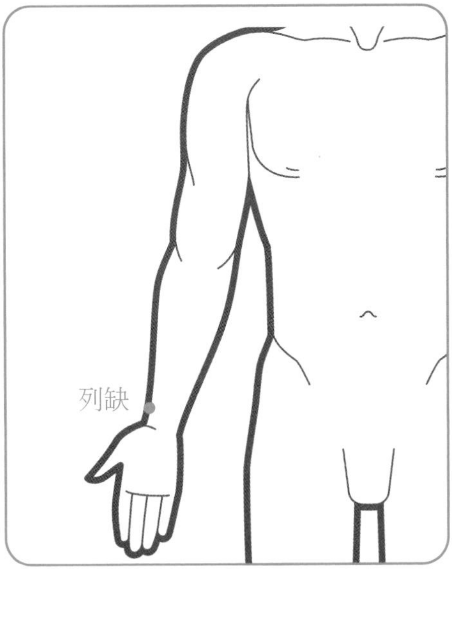

疲倦、注意力不集中

- **百會**：位於人體頭部，頭頂正中心。可以通過兩耳角直上連線中點，來簡易取此穴。

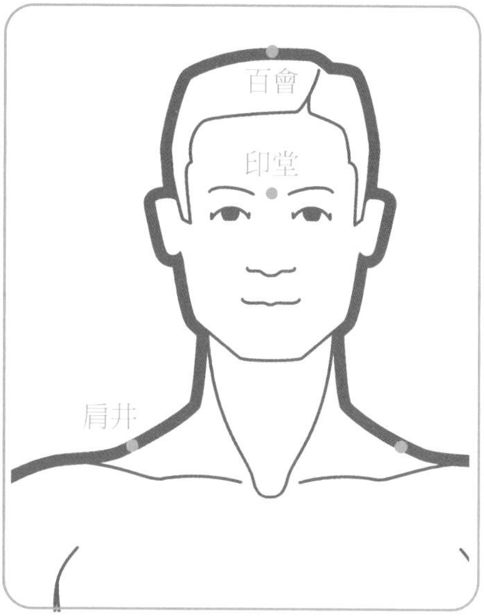

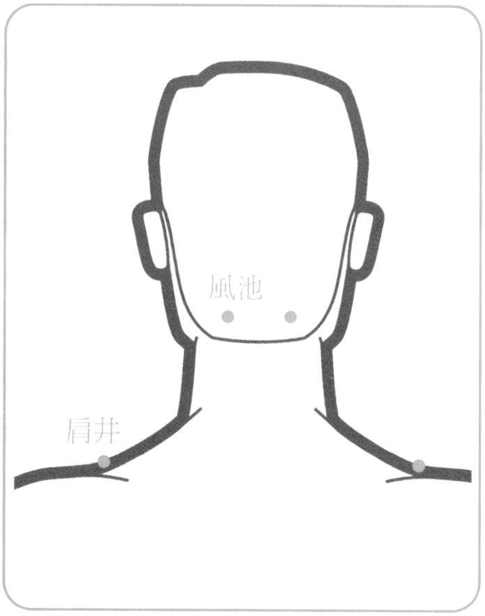

- **印堂**：位於面部，兩眉頭連線中點即是。
- **風池**：位於後頸部，枕骨之下，胸鎖乳突肌與斜方肌上端之間的凹陷處即是。
- **肩井**：位於肩上，乳頭正上方與肩線交接處椎穴與肩峰連線的中點。

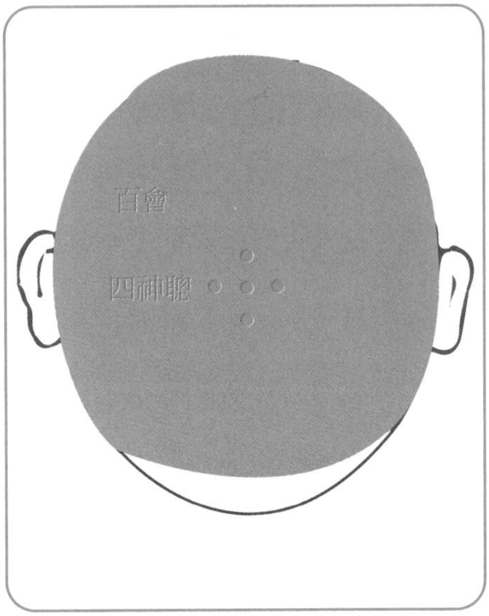

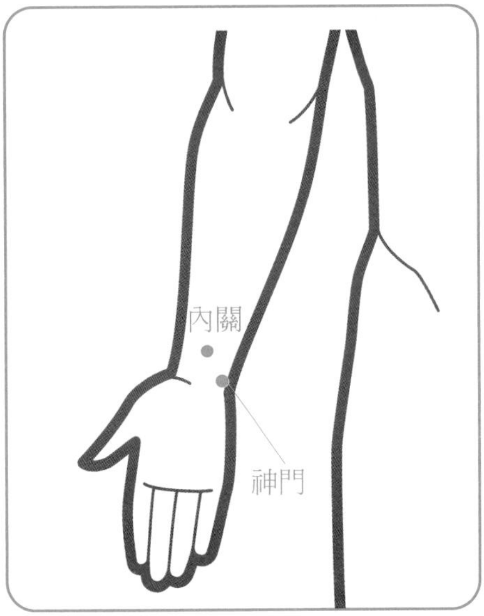

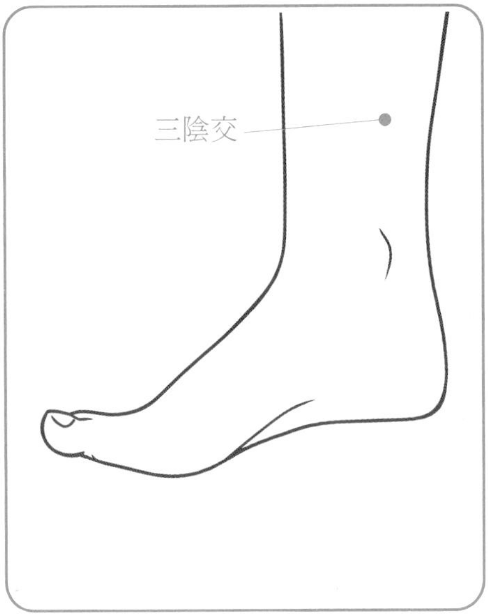

失眠

- **四神聰**：位於頭頂正中，百會穴前後左右各相去一寸處，共計四穴。
- **神門**：位於手腕部位，手腕關

節手掌側，尺側腕屈肌腱的橈側凹陷處。

- **內關**：位於前臂掌側，腕橫紋上二寸（三指寬），掌長肌腱與橈側腕屈肌腱之間。
- **三陰交**：位於小腿內側，足內踝直上三寸（四指寬），脛骨內側面後緣凹陷處。

食慾不振

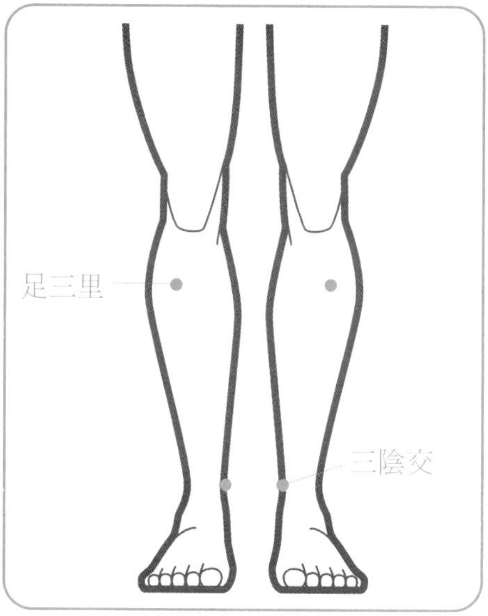

- **內關**：位於前臂掌側，腕橫紋上二寸（三橫指），掌長肌腱與橈側腕屈肌腱之間。
- **足三里**：位於外膝眼下三寸（四橫指），脛骨前脊外側一橫指處脛骨邊緣。

・**三陰交**：位於小腿內側，足內踝直上三寸（四橫指），脛骨內側面後緣凹陷處。

慢性胃炎

・**上脘**：位於上腹部正中線，臍上五寸處（中脘穴上一寸），歧骨（胸劍結合部）下三寸。

・**中脘**：位於上腹部正中線，臍上四寸處（胸骨下端和肚臍連接線中點）。

・**下脘**：位於上腹部正中線，臍上二寸處（中脘與肚臍連線的中點）。

・**足三里**：位於外膝眼下三寸處（四橫指），脛骨前脊外側一橫指處脛骨邊緣。

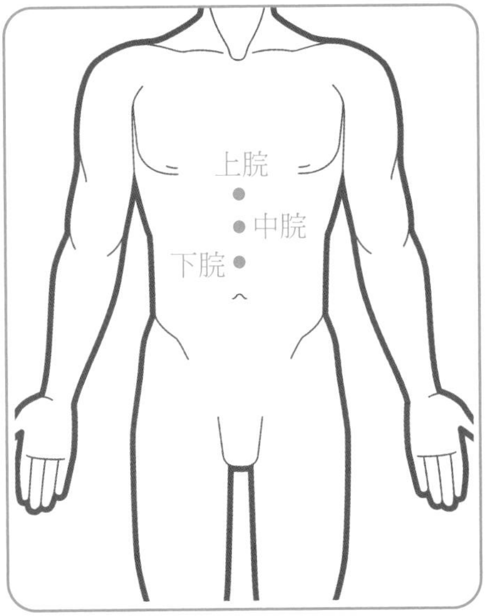

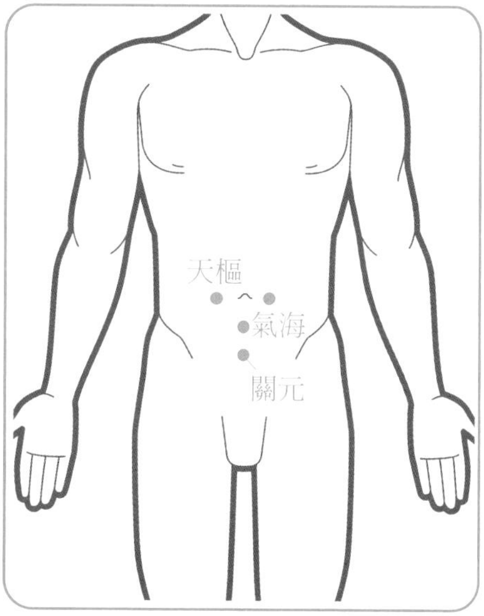

便秘

・**天樞**：位於中腹部，肚臍旁開二寸處（三橫指）。

・**氣海**：位於下腹部，腹部正中線，肚臍下一・五寸處（二橫指）。

・**關元**：位於下腹部，腹部正中線，肚臍下三寸處（四橫指）。

手汗、多汗

・**百會**：位於人體頭部，頭頂正中心。可以通過兩耳角直上連線中點，來簡易取此穴。

・**關元**：位於下腹部，腹部正中線，肚臍下三寸處（四橫指）。

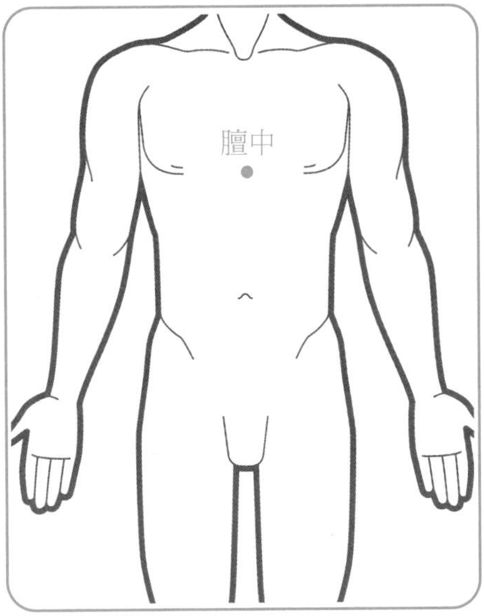

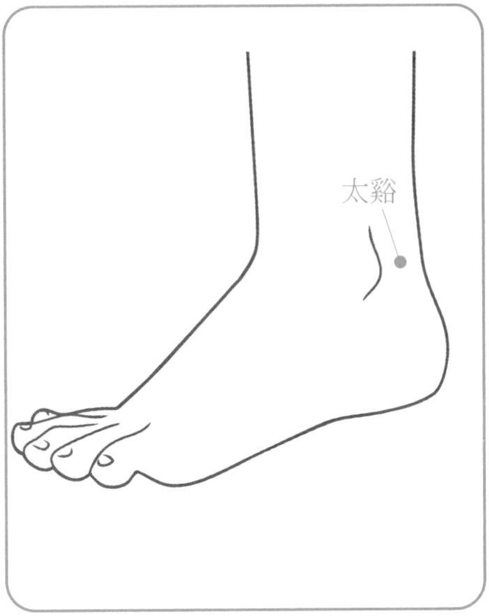

・**足三里**：位於外膝眼下三寸處（四橫指），脛骨前脊外側一橫指處脛骨邊緣。

・**太谿**：位於足內側，內踝後方與腳跟骨筋腱之間的凹陷處（內踝高點與跟腱之間的凹陷中）。

心悸、胸悶

・**心俞**：位於背部，第五胸椎棘突下，左右旁開一・五（二橫指）。

・**腎俞**：位於腰部，當第二腰椎棘突下，左右旁開一・五（二橫指）。

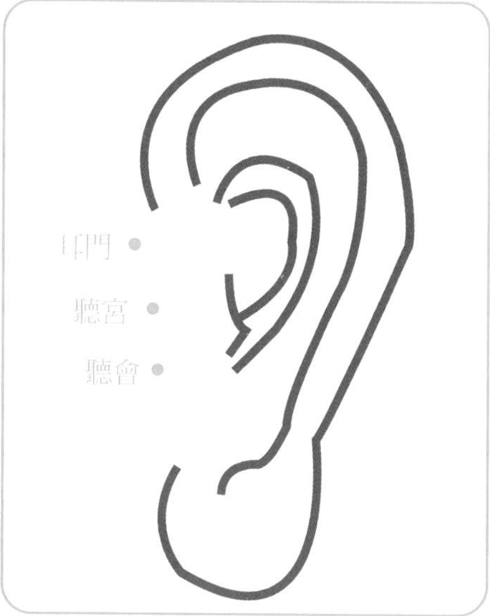

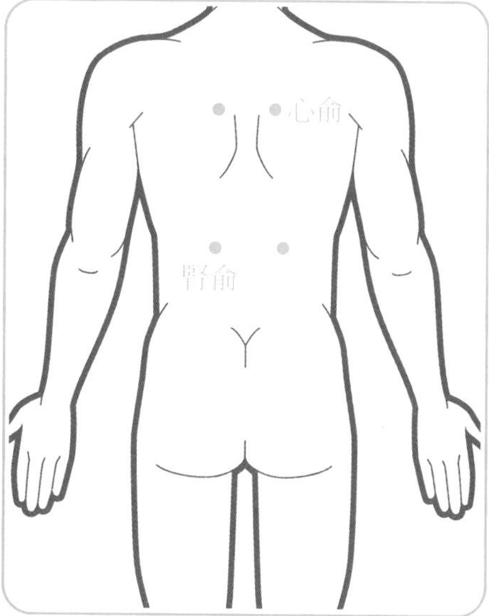

・**膻中**：位於胸部，兩乳頭之間連線的中點。

・**內關**：位於前臂掌側，腕橫紋上二寸（三橫指），掌長肌腱與橈側腕屈肌腱之間。

・**神門**：位於手腕部位，手腕關節手掌側，尺側腕屈肌腱的橈側凹陷處。

耳鳴

・**耳門**：位於面頰部耳屏上前方，下頜骨髁狀突後緣，張口呈凹陷處。

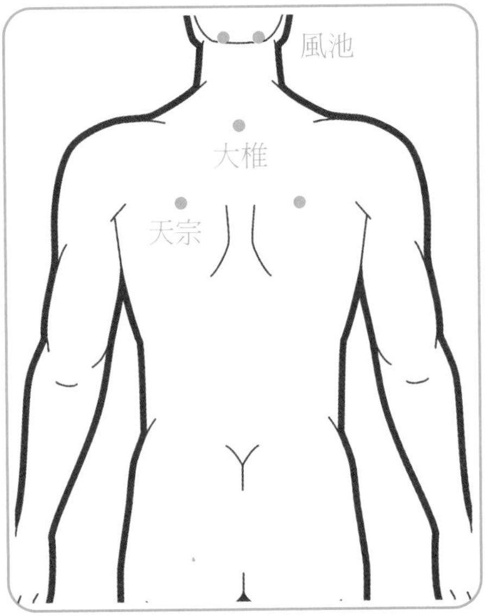

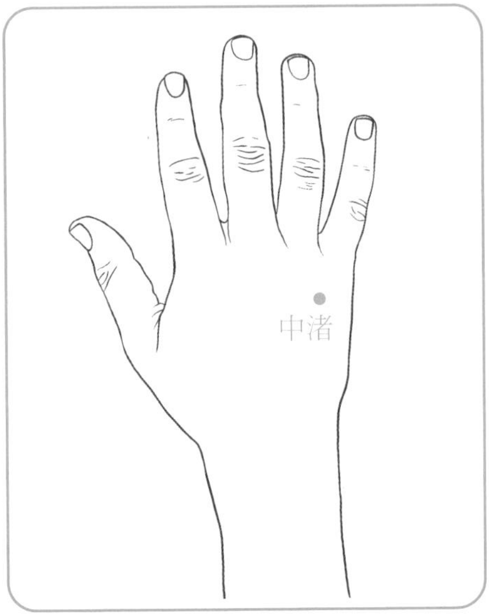

・**聽宮**：位於面頰部耳屏前中央，耳珠平行缺口凹陷中。

・**聽會**：位於面頰部耳屏前下方，下頷骨髁狀突後緣，與耳郭屏間切跡下緣相平，張口時呈凹陷處。

・**中渚**：位於手背第四五掌骨間，掌指關節後方凹陷處。（第四五掌骨間隙的前1／3折點處）

肩膀痠痛

・**風池**：位於後頸部，枕骨之下，胸鎖乳突肌與斜方肌上端之間的凹陷處即是。

• 大椎：位於後頸部下端，第七頸椎棘突下凹陷處。

• 天宗：位於肩胛部，肩胛骨岡下窩中央凹陷處。（與第四胸椎相平）

【附錄二】八段錦

「八段錦」是一種養生功法，集結了眾多醫家、養生家的精華，兼具「調心」與「調身」，運動方向涵蓋前後、左右、上下，配合調息方法，可以疏通全身經絡，使氣血暢通活絡，非常適合忙碌現代人做為日常保健養生之運動。

方法簡單，容易學習，不須要特別的器材，也沒有場地限制。八個動作熟練之後，隨時隨地都可以做，時間長短也可隨個人狀況調整，項目也可隨意調整。唯獨要記住動作時應配合調息，動作宜緩宜慢宜柔，且飯後1小時內不要操作。

第一招　雙手托天理三焦

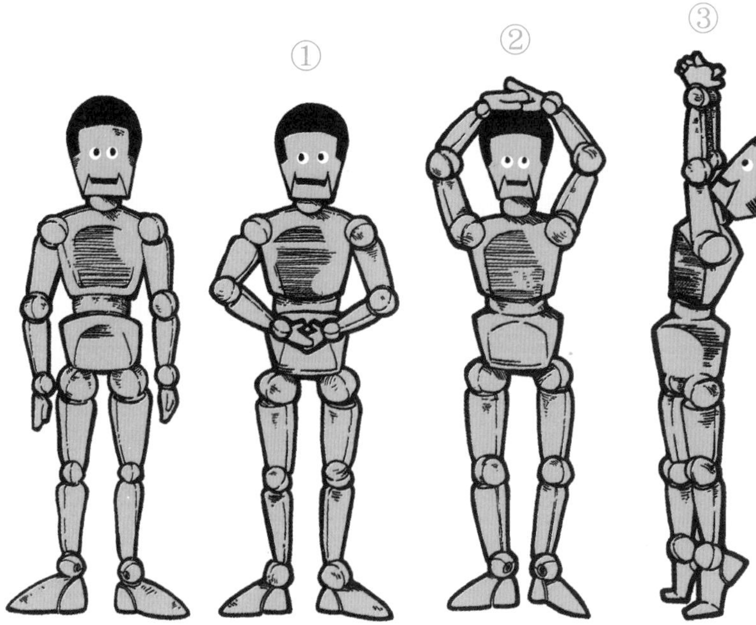

雙手向上托拔開身體關節，以暢通全身陽氣。

預備姿勢：

自然站立，雙足打開與肩同寬，含胸收腹，腰脊放鬆。

步驟：

1. 兩手掌指前伸，手心向上。
2. 兩手平舉至胸前，順勢翻轉，十指交叉，慢慢向上托於頭頂上方。
3. 兩手自左右兩側由上向下畫弧，緩緩放下成預備姿勢。重複六次。

第二招　左右開弓似射雕

左右開弓時兩手臂開展，可增強肺功能。

預備姿勢：

騎馬步，兩手握拳放於腰側，拳心向內。

步驟：

1. 兩臂前交叉，左臂在內，右臂在外。
2. 左手伸食指中指，左臂向左緩緩推出。右手握拳屈肘右拉，頭向左轉，眼注視左手食指尖端，如拉弓狀。停留二秒後，還原成預備姿勢（左臂在外，右臂在內）。
3. 右手伸食指中指，右臂向右緩緩推出。左手握拳屈肘左拉，頭向右轉，眼注視右手食指尖端，如拉弓狀。停留2秒，重複動作，左右各六次。

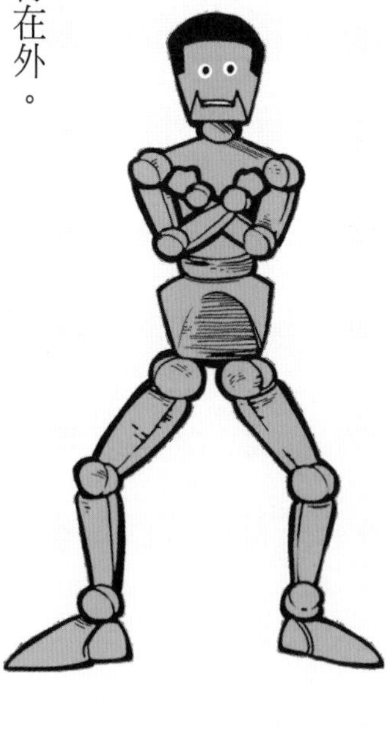

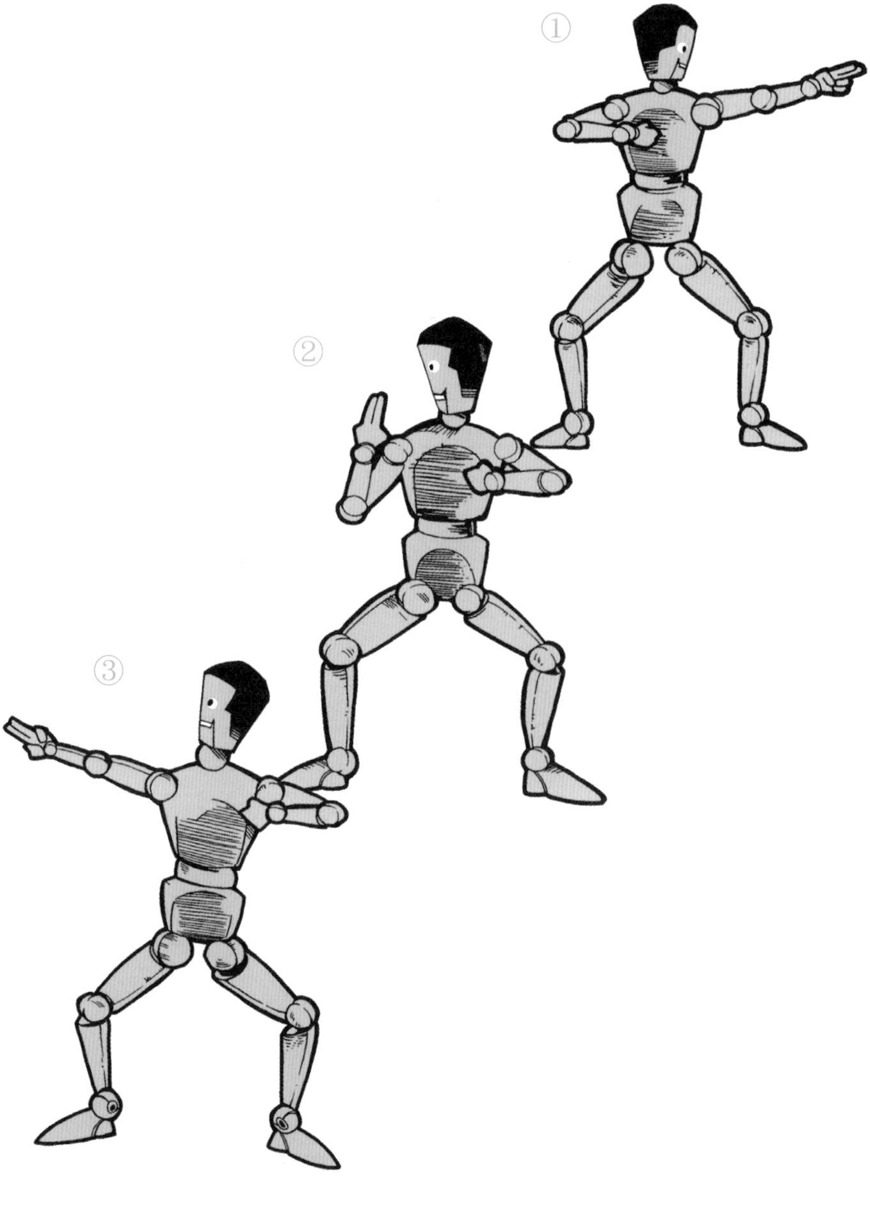
①
②
③

第三招　調理脾胃須單舉

單手上舉時，左右要對拉，可暢通脾胃經絡。

預備姿勢：

自然站立。

步驟：

1. 左手掌向上提，沿左胸前緩緩上舉，同時將手掌轉向左前上方直舉，眼看上方手掌。停留二秒。

2. 翻左掌緩緩放下，右手提右胸前迎接左手同時放下成預備姿勢。

3. 右手掌向上提，沿右胸前緩

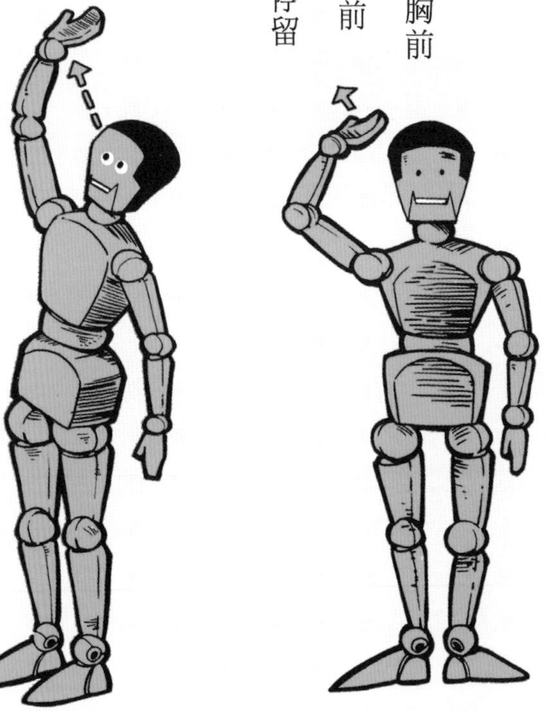

緩上舉，同時將手掌轉向右前上方直舉，眼看上方手掌。停留2秒。

4. 翻右掌緩緩放下，左手提右胸前迎接右手同時放下成預備姿勢。左右手各做六次。

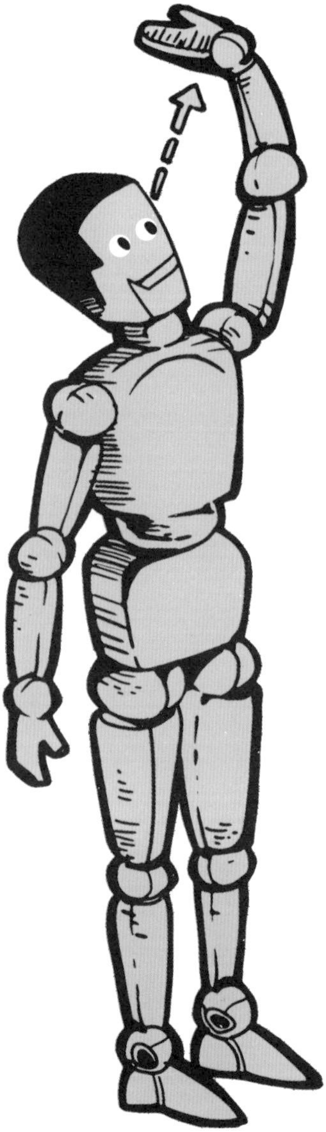

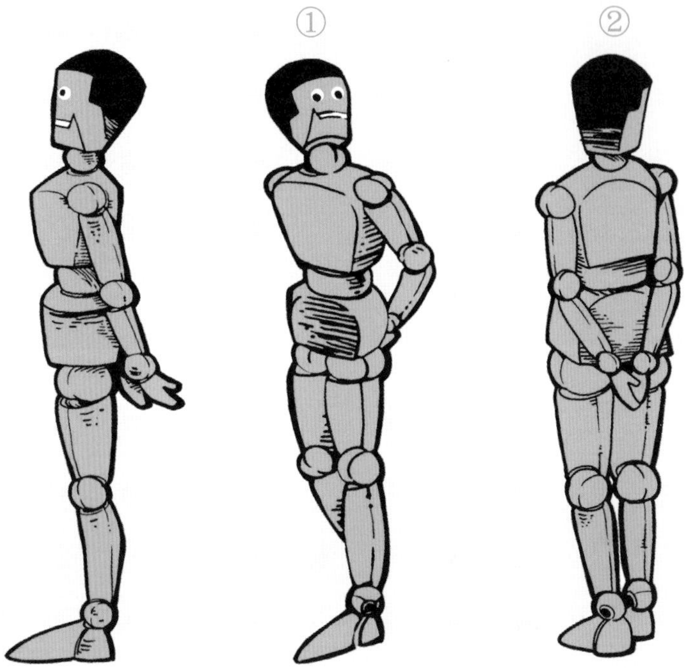

第四招　五勞七傷往後瞧

頭向後轉動時，身體要扭轉，可伸展背部疏通膀胱經。

預備姿勢：

自然站立。

步驟：

1. 頭緩緩左轉向後瞧，眼看左後方。停留二秒後，還原成預備姿勢。
2. 頭緩緩右轉向後瞧，眼看右後方。停留二秒後，還原成預備姿勢。左右各重複六次。

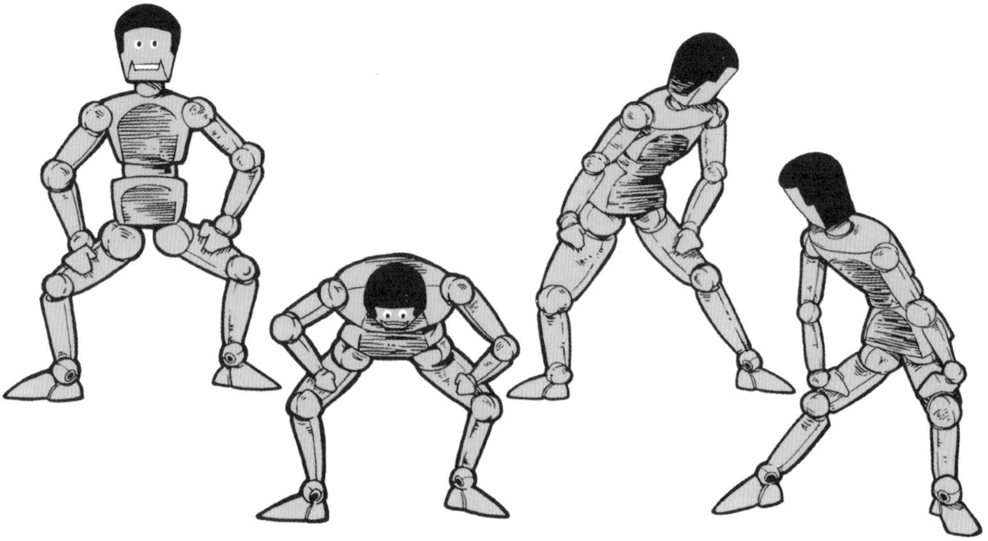

第五招　搖頭擺尾去心火

搖動身體時，以腰為軸，似火之動。

預備姿勢：

騎馬步，兩手撐於兩膝上，虎口向上，雙肘向外撐。

步驟：

上體伸屈，將軀幹劃弧搖轉至左前方，左臂彎曲，右臂繃直，肘臂外撐，頭與左膝呈一垂線，臀部向右下方撐勁，目視右足尖。停留二秒稍後，隨即向相反方向，劃弧搖至右前方。重複六次。

第六招　兩手攀足固腎腰

彎腰時要拱腰，可活動腰腎。

預備姿勢：

自然站立，雙腳打開與肩同寬。

步驟：

1. 兩臂側上舉，手指交叉，掌心向上直舉。
2. 上體前屈彎腰，同時翻掌接抵腳背。
3. 兩手分開向前攀足，兩腿後挺。停留二秒後還原成預備姿勢。重複六次。

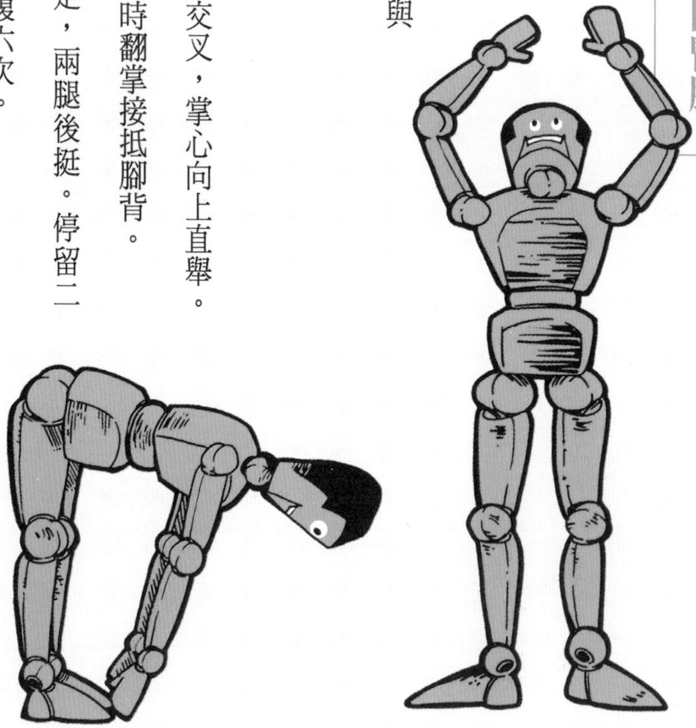

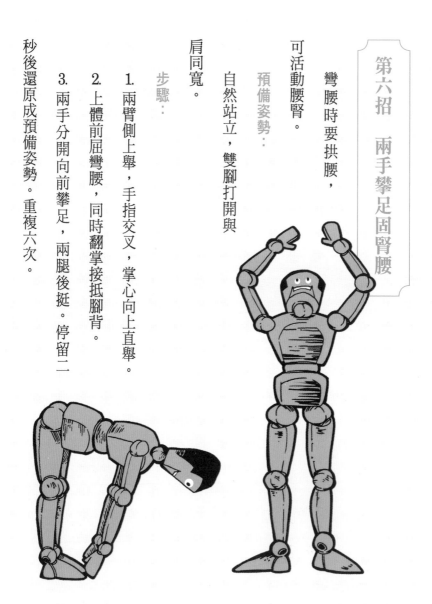

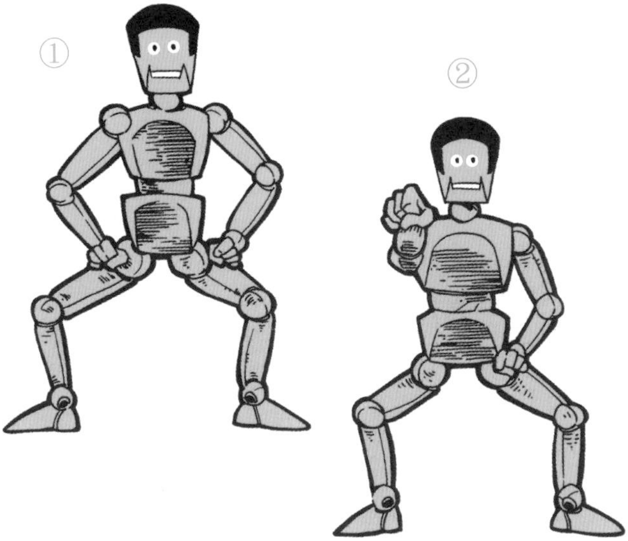

第七招　攢拳怒目增氣力

出拳時的呼吸與動作結合，出拳宜迅速且剛猛，可增氣力。

預備姿勢：

兩足橫開，兩膝下蹲，呈騎馬步。

步驟：

1. 兩手握拳放於腰側，拳眼向下。
2. 左拳向前方擊出，頭順勢稍向左轉，兩眼通過左拳怒視遠方。右拳同時後拉，與左拳出擊形成一種反向力。

3. 兩拳收回放於腰側，還原成預備姿勢。

4. 右拳向前方擊出，頭順勢稍向右轉，兩眼通過右拳怒視遠方。左拳同時後拉，與右拳出擊形成一種反向力。左右各重複六次。

第八招　背後七顛百病消

身體上提、下落均要沉穩確實。

預備姿勢：

自然站立，雙腳與肩同寬，雙手自然下垂，寧神調息，氣沉丹田。

步驟：

1. 兩手下垂，肘臂稍外展，手指併攏，掌指向前平伸。

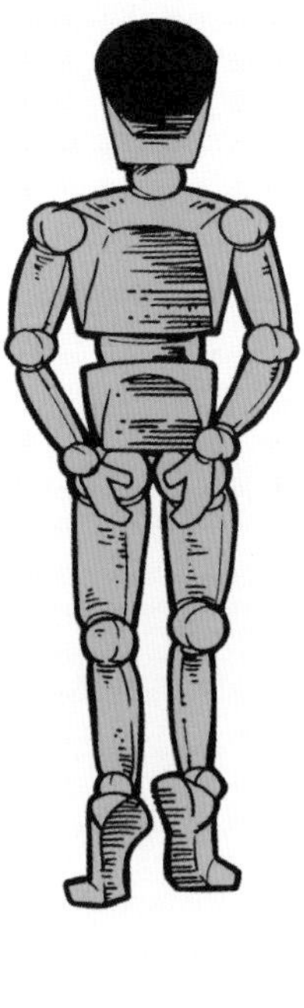

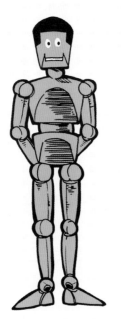

2. 兩掌下按，順勢將兩腳跟向上提起，停留二秒。

4. 兩腳跟下落著地，身體放鬆，兩手放下成預備姿勢。重複六次。

【附錄二】養生茶飲

補氣免疫茶

材料：黨參10公克、炙甘草5公克、紅棗10枚、熱水五百毫升。

作法：材料放入保溫杯中，加五百毫升熱開水，沖泡二十分鐘即可。

滋補功效：補氣強身。

適用：倦怠無力，食慾不振。

服用注意事項：一般體質皆可飲用。

抗壓養心茶

材料：桂枝6公克、炙甘草6公克、紅棗10粒、熱水五百毫升。

作法：材料放入鍋中，加五百毫升開水，滾煮二十分鐘即可關火。

滋補功效：強壯心陽。

適用：胸悶不適，頭暈，心悸。

服用注意事項：（1）一般體質皆可飲用。（2）燥熱體質不可服用過量。

花旗生脉飲

材料：花旗參10公克、麥門冬8公克、五味子4公克、水一千毫升。

作法：材料放入鍋中，加一千毫升水，煮三十分鐘即可關火。

滋補功效：補氣生津，恢復元氣。

適用：倦怠，心悸自汗。

服用注意事項：（1）元氣虛弱體質皆可飲用。（2）適合夏天多汗時服用。

桂圓安眠茶

材料：黨參6公克、龍眼肉6公克、熱水五百毫升。

作法：材料放入保溫杯中，加五百毫升熱開水，沖泡二十分鐘即可。

滋補功效：補氣補心。

適用：疲倦，虛弱，心悸，失眠。

服用注意事項：（1）氣虛、血虛體質皆可飲用。（2）燥熱體質不可服用過量。

薰衣玫瑰舒眠茶

材料：薰衣草3公克、玫瑰花2公克、檸檬2片、熱水五百毫升。

作法：放入熱水壺中，加五百毫升熱開水，沖泡二十分鐘，

滋補功效：疏肝解鬱，有舒壓助眠的作用。

適用：壓力過大引起的失眠多夢。

服用注意事項：（1）一般體質皆可飲用。（2）胃腸虛弱宜減量。

國家圖書館出版品預行編目資料

用中醫調好自律神經 ： 40招鍛鍊強心臟,就能遠離疾病、吃飽又睡好 / 林建昌著．——二版.——新北市：晶冠，2018.05
面；公分．——（養生館；41）

ISBN 978-986-96429-0-3（平裝）

1. 自主神經系統疾病　2. 中醫治療學

413.342　　107006658

養生館 41

用中醫調好自律神經【暢銷修訂版】

40招鍛鍊強心臟,就能遠離疾病、吃飽又睡好

作　　者　林建昌
行政總編　方柏霖
副總編輯　林美玲
文字整理　陳柏儒
封面設計　Alvin Chang

總 企 劃　馬光健康管理書院
電　　話　07-7905261
傳　　真　07-7905259
地　　址　高雄市鳳山區維新路122號5樓
網　　址　http://www.ma-kuang.com.tw
粉 絲 團　http://www.facebook.com/makuangcollege

出版發行　晶冠出版有限公司
電　　話　02-7731-5558
傳　　真　02-2245-1479
E-mail　ace.reading@gmail.com
部 落 格　http://acereading.pixnet.net/blog
總 代 理　旭昇圖書有限公司
電　　話　02-2245-1480（代表號）
傳　　真　02-2245-1479
郵政劃撥　12935041 旭昇圖書有限公司
地　　址　新北市中和區中山路二段352號2樓
E-mail　s1686688@ms31.hinet.net
旭昇悅讀網　http://ubooks.tw/
印　　製　福霖印刷有限公司
定　　價　新台幣320元
出版日期　2018年05月　二版一刷
　　　　　2023年03月　二版三刷
ISBN-13　978-986-96429-0-3

全台16家直營
連鎖中醫品牌

Ma Kuang Medical System 16 clinics in Taiwan

百合馬光中醫
成功馬光中醫
崇學馬光中醫

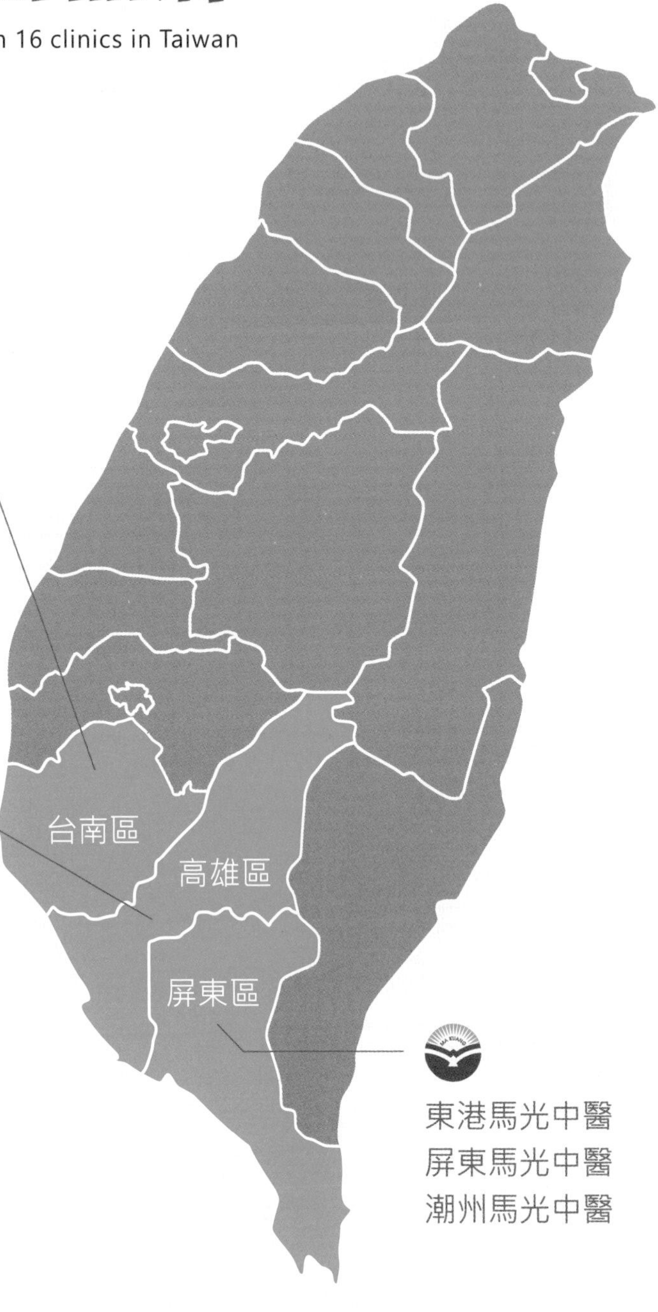

鳳山馬光中醫
建功馬光中醫
東霖馬光中醫
意凡馬光中醫
尚揚馬光中醫
明華馬光中醫
佑昌馬光中醫
橋頭馬光中醫
瑞隆馬光中醫
光華馬光中醫

東港馬光中醫
屏東馬光中醫
潮州馬光中醫

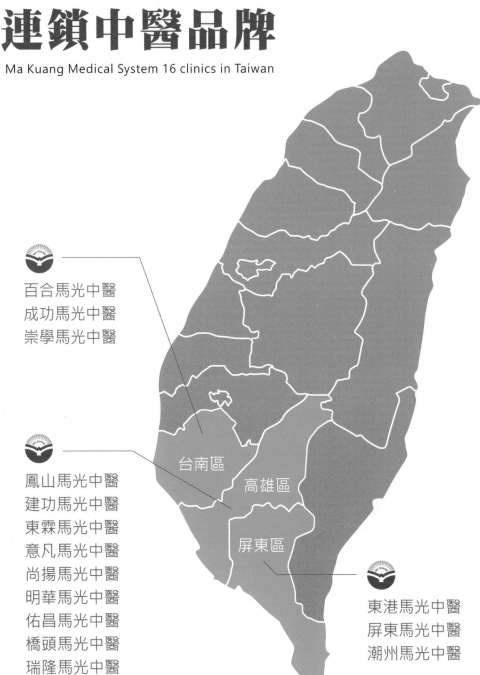

漫畫黃帝內經素問篇【典藏版】
漫畫黃帝內經靈樞篇【典藏版】

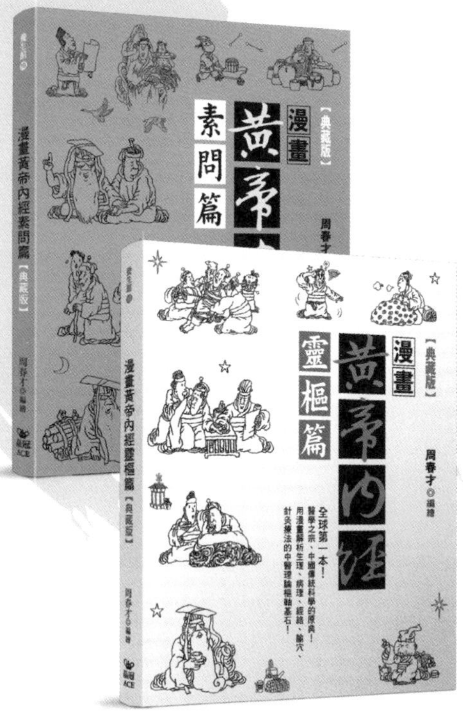

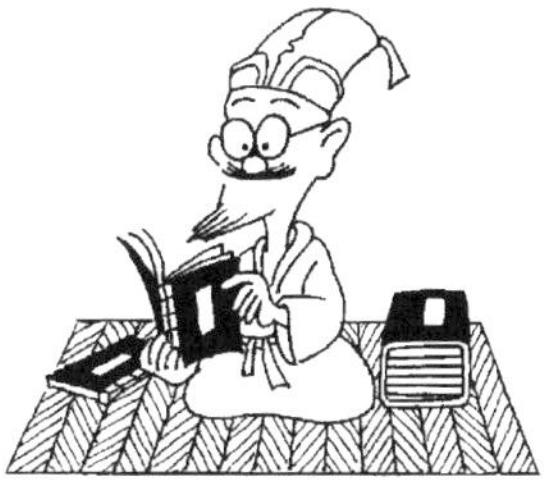

《黃帝內經》是中國醫學史上首部論述養生觀念和病理診療的經典巨著，全書包括〈素問〉與〈靈樞〉兩大部分，共十八卷，一百六十篇，十四萬字。

〈素問〉部分，完整記錄黃帝和他的首席醫官岐伯相互研討醫理藥學的精彩內容，以黃帝時期的哲學理念來闡明醫學問題，其間博涉天文、曆法、地理、音律等等，全面闡述了陰陽五行、人體生理、臟象氣血、腧穴針道、病因病理、診療、醫德養生、運氣學說等中醫基本理論與保健知識。

〈靈樞〉部分，針對神靈之樞要，喻其討論所及，乃至聖至玄之理，完整記錄黃帝和他的首席醫官岐伯暨醫療團隊伯高、雷公、少俞、少師相互研討醫理藥學的精采內容，並特別提出以細針疏通經脈，調和氣血，亦即至今仍盛行不衰的針灸療法，蘊藏人體生理、病理、診療、養生等豐富的專業理論與保健知識。其注重天人合一、陰陽平衡的健康理念，兩千多年來一直是中醫理論泉源，更是中國人奉為圭臬的生活起居大法。

作者的出版目的，在於將艱深枯燥的中藥知識變成生動有趣的圖文漫畫，使讀者認識和理解醫學之宗。

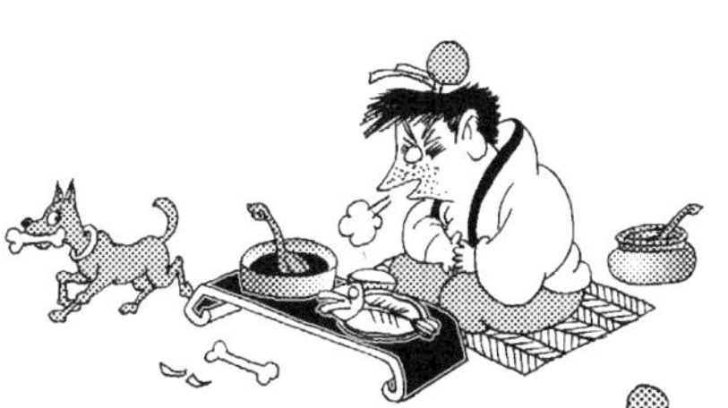

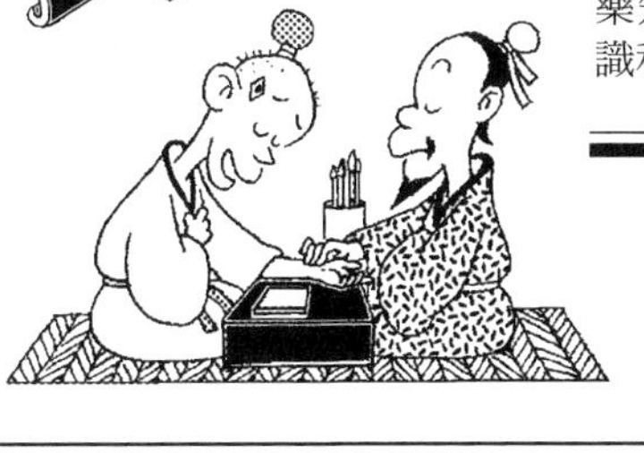

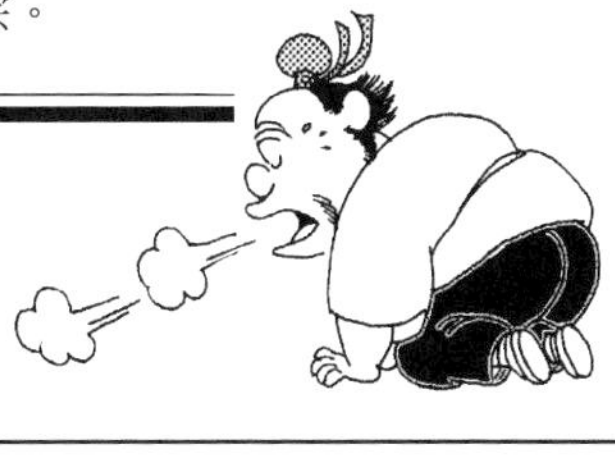

漫畫中醫經絡圖典【全新增修版】

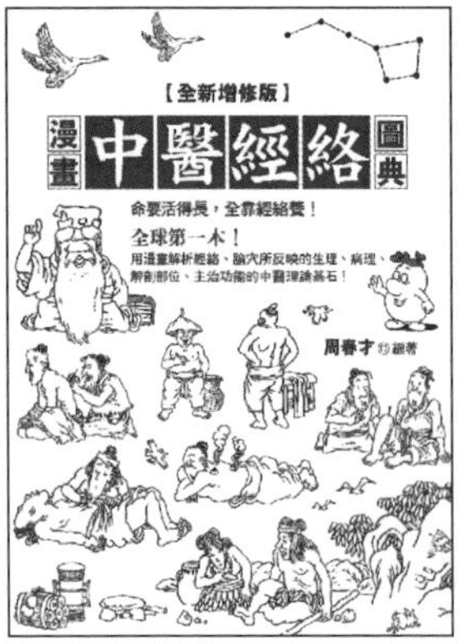

用漫畫解析十四經的釋名、功能和主治症狀，經穴與養生的關係等的圖解文本！

任督二脈位在人體何方？何為百會穴、湧泉穴、迎香穴？自古以來，中國醫學便遠遠超越西方醫術，研究證實人體中有十四條運氣的經脈及超過上千個以上的穴道，而成為玄秘針灸學的理論基礎，幾千年來影響著中國的養生保健觀念。

本書涵括腧穴的命名和分類，十四經的釋名、功能和主治症狀，經穴與養生的關係等，以漫畫形式解說繁複經穴醫學的入門專書。

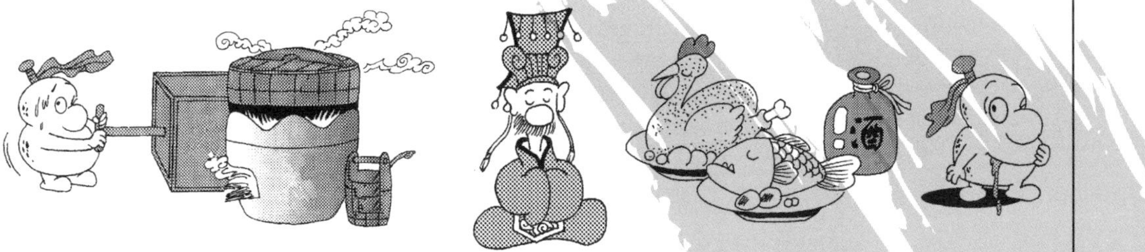

漫畫中醫藥食圖典【全新增修版】

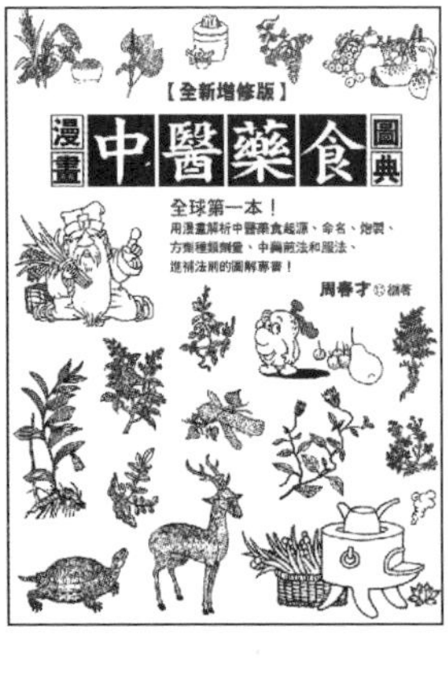

具有二千多年悠久歷史的中醫藥食學，是中國的先民們幾千年來與疾病不斷爭鬥中累積起來的一門科學，既有嚴謹完整的理論體系，又有豐富的實踐經驗，被譽為中華民族優秀文化中的瑰寶，人類智慧的結晶，越來越多的人們渴望研究和了解中醫藥食學說。本書透過工筆繪圖暨詳細圖表，結合中醫及其藥食學說理論要點、應用常識，配上生動有趣的圖文漫畫，將艱深枯燥的中藥知識變成生動有趣的圖文漫畫，使讀者認識和理解中醫及藥食學說。

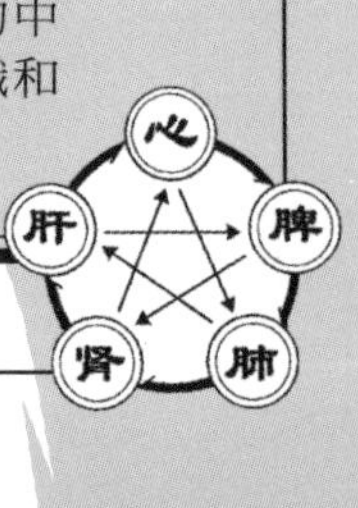